O QUE A DOENÇA QUER DIZER

GROUND
livros para uma nova consciência

Kurt Tepperwein

O QUE A DOENÇA QUER DIZER

A Linguagem dos Sintomas

2ª edição
São Paulo / 2011

EDITORA GROUND

Título original: *Was Dir Deine Krankheit Sagen Will: die Sprache der Symptome*

Tradução: Pedro Ramos
Revisão da tradução e copidesque: Veridiana Maenaka
Editoração eletrônica: Antonieta Canelas
Capa: Carlos Guimarães

CIP-BRASIL. CATALOGAÇÃO-NA-FONTE
SINDICATO NACIONAL DOS EDITORES DE LIVROS, RJ

T92q
2.ed.

Tepperwein, Kurt, 1932-
O que a doença quer dizer : a linguagem dos sintomas / Kurt Tepperwein : [tradução Pedro Ramos]. - São Paulo : Ground, 2011.
21cm

Título original: Was Dir Deine Krankheit Sagen Will: die Sprache der Symptome.
ISBN 85-7187-170-1

1. Semiologia (Medicina). 2. Medicina psicossomática. 3 . Corpo e mente.
1. Título.

07-2976. CDD: 616.08
CDU: 616-05.63

07.08.07 07.08.07 00981

Vendas e Distribuição:
Editora Aquariana Ltda.
Av, Santa Catarina, 619 - Sala 14
04635-001 São Paulo - SP
Tel.: (11) 5031.1500
vendas@aquariana.com.br / www.ground.com.br

Prólogo

A doença tem um sentido. É uma mensagem da vida que indica um desequilíbrio energético provocado por uma determinada situação. Anuncia que a nossa força vital não foi utilizada de forma adequada, que não se exprimiu livremente.

A doença é um caminho do desenvolvimento pessoal. Chama a nossa atenção para decifrarmos o significado de sua mensagem. Se aprendermos a escutar atentamente estas mensagens do corpo, conheceremos melhor a nós mesmos e descobriremos nossa autenticidade. A doença convida-nos a agir; torna-nos responsáveis pela nossa cura, ilustrando assim a relação entre psique e soma, alma e corpo. "Voltar ao equilíbrio interior" ou "Seja você mesmo" são os princípios da integridade mental e física, da harmonia, da saúde.

A vida fala-nos em muitas linguagens. A linguagem dos fatos e das circunstâncias, a dos nossos problemas ou a dos nossos desejos e, sobretudo, a linguagem do corpo, para mencionar apenas algumas. A linguagem dos sintomas é uma das formas de expressão de que a vida se serve e a sua mensagem é tão válida como todas as restantes. Entender essa mensagem e ativar as forças curativas da mente e da alma é o objetivo a que este livro se propõe.

AS MENSAGENS DO CORPO

Mais cedo ou mais tarde, toda pessoa se interroga sobre o sentido da vida, procura formas de compreendê-la melhor e de conhecer a si mesma. A vida dotou-nos de um maravilhoso embaixador disposto a ensinar-nos e a explicar-nos tudo isso: o nosso corpo. Se aprendemos a compreendê-lo, compreendemo-nos a nós próprios, à vida, a toda a Criação e, por último, a Deus.

O nosso corpo, esse formidável embaixador da vida, não nos indica só as nossas falhas de comportamento em relação à existência; também nos esclarece sempre, com precisão, qual deve ser a nossa conduta para voltarmos a estar em harmonia com a vida. Envia-nos permanentemente mensagens, não só através dos diferentes sintomas de doença como por meio do aspecto que o nosso semblante apresenta e das suas alterações de forma ou funcionamento, assim como do conjunto dos nossos movimentos, dos nossos gestos, da nossa maneira de andar, todos eles fatores de rica expressividade. Além de poder reconhecer as doenças através da expressão do rosto, também todo o nosso corpo indica o nosso caráter. Põe em evidência algo que, em geral, não compreendemos conscientemente de modo a conseguirmos reconhecê-lo. Quando não somos alertados por um sintoma, envia-nos a dor para que esta nos chame a atenção sobre a mensagem.

Nosso corpo fala-nos continuamente. Só temos de aprender a compreender a sua linguagem, a seguir os seus conselhos, e estaremos em condições de obter harmonia com a vida e com toda a Criação.

A mente humana conseguiu êxitos magníficos. Escalamos as montanhas mais altas e exploramos as profundezas dos mares. Levamos homens à Lua e construímos computadores que resolvem problemas mil vezes mais depressa do que nós. Dominamos as maiores e menores coisas, mas não dominamos o que está mais próximo: nosso corpo. Construímos bombas atômicas que podem destruir o mundo, mas não sabemos como preservá-lo e evitar que se desnaturalize por força da poluição que invade o nosso meio ambiente.

Continuamos sem condições de manter nossa saúde e, apesar de toda a ciência, nossas ideias sobre a doença se parecem com as superstições dos povos ditos primitivos, embora os espíritos malignos tenham sido substituídos por vírus e bactérias que atacam o homem desprevenido e inocente.

Com isto não quero depreciar, de forma nenhuma, os méritos da medicina moderna. Pelo contrário, temos de reconhecer que, justamente nos últimos cem anos, houve avanços magníficos nesse âmbito. As grandes epidemias que outrora exterminavam os homens foram vencidas e descobrimos tratamento para quase todas as doenças. No fundo, os seres humanos deveriam estar mais saudáveis do que nunca, porque em nenhuma época se dedicou tanta atenção ao corpo nem se gastou tanto dinheiro para manter ou, pelo menos, recuperar a saúde. De fato, nestas circunstâncias, a doença deveria ser a grande exceção. Mas todos sabemos que não é assim. As pessoas nunca estiveram tão doentes como hoje. Qual será a explicação para esta aparente contradição?

Certamente é o fato de que, até hoje, continuamos sem saber o que está por trás da doença. Embora as enfermidades tenham estado presentes desde que o homem existe, a maioria das pessoas continua a considerar a doença como um azar, um capricho da Natureza ou, simplesmente, uma casualidade que afeta uma pessoa e, por acaso, não afeta outra. Acima de tudo, considera-se a doença uma avaria que se deve eliminar o mais cedo possível para voltar a viver da mesma forma errada de antes.

Mas aquilo a que costumamos chamar doença não é a doença em si, porém os seus sintomas, a sua expressão física. A própria doença é, acima de tudo, uma desarmonia na consciência do homem, um sinal de que ele saiu da sua ordem natural, uma avaria do homem inteiro e não apenas do seu corpo. E, evidentemente, é ao mesmo tempo um convite para abandonar o caminho que o conduziu a esse estado e para reconstruir a harmonia na sua consciência. Cada doença é, para o afetado, uma mensagem da vida, um problema a solucionar, modificando a nossa linha de conduta e de pensamento e ampliando o nosso ser consciente.

Tomemos como exemplo o automóvel. Se a luz indicadora do nível do óleo "pisca", sabemos de imediato o que tem de ser feito. Não precisamos colocar gasolina nem verificar a pressão dos pneus, mas apenas repor o nível do óleo. A ninguém ocorreria simplesmente apagar a luz de aviso, porque sabe exatamente o que se passaria então: num primeiro momento, ter-se-ia conseguido que desaparecesse a luz de aviso, pois já não estaria acesa, e o automóvel continuaria a funcionar aparentemente da mesma forma que antes, embora por um curto período. Ao fim de algum tempo, haveria outros sintomas: o líquido de refrigeração aqueceria devido ao maior atrito e o seu termômetro atingiria a zona vermelha. Se então não déssemos importância ou fixássemos a agulha do termômetro na zona verde, tudo voltaria a estar aparentemente em ordem durante algum tempo. O automóvel funcionaria e não haveria nenhuma luz de aviso. Mas depressa ouviríamos um ruído estranho proveniente do motor e, se tivéssemos pouca sorte, os êmbolos saltariam.

É óbvio que ninguém faria semelhante disparate com o seu carro; e é inexplicável que com o nosso corpo – que não podemos vender em segunda mão quando tivermos dado cabo dele – estejamos sempre procedendo de forma errada, sem encararmos as dificuldades. Como é natural, isto não pode levar a nada de bom. E de fato assim é! Mal nos "curamos" de uma doença, o corpo envia-nos outra, porque a verdadeira doença não tinha sido reconhecida, diagnosticada e tratada. Quando formos capazes de captar os sintomas ou mensagens, ouvi-los e interpretá-los, teremos dado um passo à frente na manutenção da nossa saúde.

O SENTIDO PROFUNDO DA DOENÇA

A doença, em sentido profundo, cria para nós uma obrigação. Exige que nos escutemos e que mudemos nossa maneira de atuar antes que seja tarde. Portanto, a verdadeira cura não exige que se faça desaparecer artificialmente os sintomas, que sejam corretamente reconhecidos e que se recrie a harmonia orgânica e espiritual perturbada. Para isso não basta utilizar comprimidos ou injeções, mesmo que sejam produtos naturais. Pelo contrário, o importante é compreender o que o nosso corpo quer nos dizer e, naturalmente, respeitar os seus avisos. Se voltarmos a pôr em ordem o nosso pensamento, os nossos sentimentos e os nossos atos, regressarão, geralmente, a harmonia e a saúde física. É possível que isto seja incômodo, mas é o único caminho para uma verdadeira cura que inclui corpo, espírito e mente.

A DOENÇA, CAMINHO DO DESENVOLVIMENTO PESSOAL

Pela mesma razão, a doença nem sequer é nossa inimiga. Podemos considerá-la como um fator que nos oferece a sua colaboração. Através da doença, o organismo mostra-nos que tomamos uma direção errada, que estamos nos comportando de maneira incorreta perante a vida e que, portanto, devemos mudar o caminho em que nos encontramos. Os diferentes tipos de sintomas indicam-nos, igualmente, onde está o problema e o que tem de ser feito para voltarmos a estar sãos também em nosso interior. Só precisamos aprender a sua linguagem: compreender para mudar.

A "linguagem dos sintomas" é simples e às vezes obedece a leis periódicas, como no caso de algumas doenças psíquicas. Desde que a compreendamos, dependerá de nós dar os passos necessários para obter uma verdadeira cura: se não o fizermos, espera-nos a dolorosa lição de uma experiência negativa. Se estivermos preparados para aprender, não precisaremos da doença para encontrarmos a nós próprios.

QUEM SOU EU REALMENTE?

Não interessa em que fase de desenvolvimento se encontra uma doença; por trás dela existe sempre um problema não solucionado, um dever que a vida nos impõe e que não cumprimos, uma incapacidade ou negação de reagir corretamente perante certas exigências vitais e até a fuga da realidade quando esta se torna difícil de suportar.

Mas, como encontrar uma resposta correta se nem sequer sabemos quem somos realmente? Será que nos interrogamos alguma vez, a sério, sobre quem somos na verdade? Se olharmos para o espelho, podemos dizer: "Este é o meu corpo". Mas quem o diz? O corpo não pode pertencer a si mesmo. Portanto, há alguém dentro do corpo que pode pensar e dizer: "Este é o meu corpo". O corpo é matéria, e sem a consciência está privado da vivência do mundo exterior e da posse de si próprio. Através da consciência, sente, recorda e decide.

Uma pessoa pensa e sente, pode recordar e decidir. Portanto, uma pessoa é consciência e corpo. A sua consciência é a expressão psíquica do seu corpo e, com isso, o seu reflexo. O corpo mostra para o exterior o que a pessoa pensa e sente no interior; em resumo, como a pessoa é.

Reconheçamos, portanto, que o nosso "verdadeiro eu" está são porque a consciência não envelhece nem adoece. Se nos custa acreditar devido aos nossos sintomas, gostaria de demonstrá-lo com um exemplo prático. Faça agora um pequeno teste que lhe mostrará a interação entre a sua consciência e o seu corpo.

O TESTE CORPORAL

Para realizá-lo, peça a um amigo que o ajude. Estique o seu braço na horizontal, para o lado do corpo. Tanto faz usar o braço direito ou o esquerdo. Depois, peça a outra pessoa que se apóie sobre o seu braço, aproximadamente no punho, para determinar quanta força tem. Este é o teste básico.

Agora, pense numa doença ou num problema que atualmente o incomoda. Em seguida, peça ao seu amigo que volte a apoiar-se no seu braço com a mesma força de antes. Se realmente tem "presente" a doença ou o problema, o braço baixará, porque a ideia de uma doença ou de um problema bloqueia grande parte da nossa força vital.

A seguir, imagine que está são e alegre, ou pense na solução do seu problema. Se voltar a fazer o teste, comprovará que está mais forte do que antes. Embora tenha pensado na mesma situação que antes o tinha enfraquecido, agora se sente forte, porque pensou de modo positivo em soluções.

O mesmo pode conseguir dizendo: "Todo eu sou consciência". Peça de novo ao seu amigo que se apóie no seu braço com a mesma força. O braço está forte. A consciência não conhece a doença, não tem problemas, está "intacta" e, enquanto você toma consciência da sua própria realidade, também é forte, porque a força vital pode fluir sem impedimentos.

O homem é um ser espiritual que passa por nascimento, doença, velhice e morte. O fato de nascermos, adoecermos, envelhecermos e, finalmente, morrermos, não afeta o nosso verdadeiro eu, mas apenas o nosso corpo. Contudo, é nosso dever conservar o nosso corpo em bom estado, até termos concluído também o nosso "nascimento espiritual". Nossa tarefa, atribuída pela Criação, é a de vivermos saudáveis e felizes na abundância e mantermo-nos jovens, mesmo quando envelhecermos. Para isso, devemos harmonizar com a Criação os nossos pensamentos, os nossos sentimentos, as nossas palavras e os nossos atos.

O corpo é sempre um efeito, nunca uma causa. Também os chamados achaques da velhice não são mais do que informação sobre aspectos da vida que não se solucionaram. Pode-se observar que algumas pessoas que tinham estado doentes durante toda a sua vida, uma vez chegadas à velhice depressa ficam livres de doenças e chegam mesmo a rejuvenescer. A doença e a desgraça são as consequências de diversas desordens. Se o corpo deixa de ser um instrumento em condições de utilização, o espírito irá abandoná-lo, esteja ou não cumprida a tarefa.

AS DOENÇAS PSICOSSOMÁTICAS

Em 1818, o médico alemão Heinroth expressou a opinião de que as doenças físicas poderiam ter causas psíquicas. Os seus colegas não o levaram a sério, pois achavam absurda a ideia de que, na medicina científica, pudesse existir a disciplina psicossomática, como Heinroth já a designava então.

Esta dificuldade para reconhecer a realidade por trás das aparências não é nova. Sócrates já tinha proclamado, há 2.400 anos: "Não há doença do corpo que esteja separada da alma". E Platão, certamente o aluno mais famoso de Sócrates, lamentou: "O maior erro no tratamento das doenças é haver médicos para o corpo e outros para a alma, quando acontece que ambas as coisas não podem ser separadas". Mas continuam a ser considerados separadamente desde que deixou de haver médicos-sacerdotes competentes para o homem na sua integridade ou, pelo menos, o bom velho médico de família que conhecia os seus doentes e as suas preocupações psíquicas. Em vez disso, temos especialistas para cada âmbito especial, com os correspondentes êxitos parciais, mas não integrais.

Uma vez dispostos a considerar a probabilidade dos aspectos psicossomáticos, procuraremos as provas correspondentes. Não será suficiente prova o fato de ficarmos ruborizados quando estamos confusos e de chorarmos quando estamos tristes? Damos gritos de alegria quando deparamos com algo que muito nos alegra e empalidecemos por causa de um susto. Seja o que for que experimentemos, o nosso corpo manifesta-o no exterior. O que afeta o espírito afeta também o corpo e esse efeito pode ser positivo ou negativo, pode fazer-nos adoecer ou tornar-nos sãos e felizes.

AS CONSEQUÊNCIAS DE UM BLOQUEIO DA ENERGIA VITAL

Se observarmos o desenvolvimento de uma ação, poderemos reconhecer que qualquer ato começa primeiro com um pensamento e uma ideia. Em segundo lugar, produz-se consequentemente uma situação especial das funções corporais; por exemplo, o aumento da pressão arterial, um maior débito sanguíneo ou uma aceleração do pulso. Ao mesmo tempo, e em terceiro lugar, o corpo reage com maior atividade nervosa. Isto leva, em quarto lugar, a uma ativação dos músculos correspondentes que devem realizar o ato projetado.

CADA UM VIVE A DOENÇA DE MANEIRA DIFERENTE

A energia pode ser bloqueada em qualquer nível.

1. Se a energia (aborrecimento, agressão, sexualidade, um ato projetado) é bloqueada no pensamento, podem surgir dores de cabeça por causa da tensão, perturbações do sono e uma atitude mental incorreta.

2. Se a energia é bloqueada no âmbito do funcionamento físico, produz hipertensão e, por último, distonia vegetativa.

3. Se a energia é bloqueada nos nervos, acarreta nevralgia do trigêmeo, esclerose múltipla ou zoster, tiques nervosos ou dores ciáticas.

4. Se a energia é bloqueada em nível muscular, causa doenças do aparelho motor como reumatismo, gota, uma paralisia ou acidentes.

Mas se a força vital estiver bloqueada de alguma maneira e não se conseguir desfazer o bloqueio, é preciso obrigar a própria vida a confrontar-se com a correspondente lição. Desta forma, é dado o passo necessário.

A VIDA É O MELHOR TERAPEUTA

O encadeamento harmonioso das diferentes situações é o melhor terapeuta: acaba por curar quase todas as pessoas, e cada uma pode escolher por si qual o caminho pelo qual aprender: se pela via do conhecimento, se pela da doença e da desgraça. A verdade é que, se não se está disposto a aprender, obriga-se o destino a dar "aulas de recuperação". E através da "linguagem dos sintomas", o corpo diz que estamos nos afastando do caminho e também em que ponto saímos da ordem e o que temos de fazer para recriar a harmonia.

AS CIRCUNSTÂNCIAS DA VIDA COMO REFLEXO DA MINHA FORMA DE SER

Consequentemente, todas as circunstâncias da minha vida não são mais do que o reflexo da minha forma de ser, e só posso mudá-las mudando eu próprio. Diz-se com razão: "Quem desatende sempre o que não se pode desatender e ignora constantemente o que não se pode ignorar, não deve surpreender-se se um dia ficar alienado". A verdade é que "quem não cultiva o psíquico e o material, quem não se cultiva, será mesmo um estranho".

O ego e a alma têm desejos diferentes. O ego exige comodidade e a alma desenvolvimento. Minha decisão determina qual seguir. Se não sigo o meu verdadeiro eu, se não realizo a minha *vontade interior*, traio o meu verdadeiro eu, o *curandeiro que há dentro de mim*, o meu *mestre interior*. Nesse caso, o *mestre interior* envia-me uma mensagem, servindo-se para isso da *linguagem dos sintomas*.

A doença só pode acontecer se, entre a *central de comando* no cérebro e o órgão ou a parte do corpo subordinada, se criou uma *falha de informação* ou, em caso extremo, uma *interrupção da informação*. Isto porque cada órgão e cada parte do corpo se encontra em contato direto com uma determinada área do cérebro, da qual recebe as suas informações. No entanto, essa parte do cérebro também é responsável pelo trabalho e pela solução de determinados problemas e conflitos. Então, se uma determinada área do cérebro está ocupada constantemente por tais conflitos, já não pode controlar da melhor forma possível a parte do corpo ou o órgão em causa. A informação perturbada ou inexistente provoca, portanto, uma perturbação nesse órgão ou parte do corpo. A pessoa adoece.

Só quando o conflito estiver eliminado a informação poderá voltar a fluir livremente, o corpo se regulará a si próprio e o sintoma desaparecerá, a não ser que tenha havido danos irreparáveis pela interrupção dessa informação. Mas se o conflito não for resolvido, produz-se uma *imagem fixa* na área correspondente do cérebro, que se apodera da pessoa, ocupando-a incessantemente. A transmissão da informação esgota-se, então, completamente. Por isso, a doença converte-se em crônica, o corpo emite permanentemente um sinal de que existe uma falha e pede, de maneira dolorosa, que a deterioração seja eliminada.

A ALIMENTAÇÃO CORRETA

Quem está disposto a ajudar o seu corpo deverá começar o mais cedo possível a manter-se são e em forma durante toda a vida. O mais lógico é cuidar da alimentação. Distinguimos nela três níveis. Os três deveriam ser considerados nos seus aspectos mais favoráveis, se desejamos objetivos finais positivos.

1. A alimentação física correta: isto significa deixar de comer mal, no momento errado e sem consciência.
2. A alimentação psíquica correta: implica não se aborrecer, não se excitar, fugir da tensão, procurar vencer o medo e sentimentos de culpa e não ferir os que o rodeiam, para conseguir viver alegre e serenamente.
3. A alimentação mental correta: pensar, falar e atuar de maneira positiva, porque acabamos por nos converter no que essa atitude fixou. Também é importante ler, escutar e ver o que é adequado. Numa palavra: viver vive na verdadeira *autoconsciência*, ser saudável e assim permanecer.

Com esta atitude, reforça-se o sistema imunológico mental-psíquico, que é a chave de uma saúde permanente, porque cada um é hoje, de certa forma, o que pensou ontem, e amanhã será o que pensa hoje. Consequentemente, necessitamos de uma renovação mental através da disciplina do pensamento.

CADA UM DE NÓS É ÚNICO

Reconheçamos a realidade: cada um de nós é o dono de um imenso universo, o universo do seu corpo. Cada corpo tem cerca de 100 bilhões de células e cada célula é uma galáxia à parte, que consiste em inumeráveis átomos, parecendo-se cada átomo com um sistema solar, com um Sol central (o núcleo) e planetas, que são os prótons, elétrons e nêutrons. E somos os únicos pensadores nesse reino imenso. Cada um dos nossos pensamentos tem influência imediata nas células e determina assim as condições de saúde ou de doença do corpo. Procuremos reinar como sábios soberanos sobre o imenso reino do nosso corpo! Cada um de nós cria o seu próprio destino e deverá suportá-lo. Só nós mesmos poderemos mudá-lo.

O corpo, superfície de projeção da consciência, não pode adoecer por si mesmo. É como uma tela, que não tem autonomia para criar imagens.

Os pensamentos são o filme e a consciência decide que filme será projetado. Portanto, não faz qualquer sentido cortá-lo se não for do nosso agrado (cirurgias) ou pintar constantemente a tela de branco (tratamento sintomático).

Se se tem verdadeira autoconsciência, o corpo não pode adoecer, porque somente se criam imagens sãs e perfeitas. O corpo lhe diz através da doença: "Você não é o que é na realidade" e "Antes de tudo, falta-lhe o amor a si mesmo, ao seu verdadeiro eu".

As doenças podem chegar a ser os nossos conselheiros para voltarmos a encontrar-nos conosco e vivermos na consciência do nosso verdadeiro eu.

Portanto, a pior doença seria não poder adoecer, porque as doenças transmitem informações que dizem que nos afastamos do caminho correto. Sem as doenças, as correções nunca seriam possíveis.

Deveríamos agradecer pelas mensagens do nosso corpo e aproveitar a oportunidade para voltarmos imediatamente ao bom caminho, vindo a ser cada vez mais o que somos realmente: *consciência pura.*

AS TRÊS MANEIRAS DE ENFRENTAR O SINTOMA

Todos os conteúdos da consciência têm o seu equivalente no corpo e vice-versa e, em última análise, todos são também um sintoma. Quem não quer continuar uma relação desenvolve rapidamente "uma reação alérgica ao outro", tendo assim uma razão física para não se aproximar dele. Devemos interrogar-nos a que nos obriga, em concreto, este sintoma. Podemos imputar um sentido à doença; então, também o reconheceremos.

Do mesmo modo que a alegria pode manifestar-se através do riso ou das lágrimas, a fuga dos problemas pode manifestar-se como pressão arterial baixa ou alta. O medo pode provocar uma paralisia completa, mas também uma fuga em pânico. De novo é a nossa posição individual perante o problema que decide sobre o tipo de tela de projeção.

Portanto, tudo é um sintoma e cada sintoma é uma mensagem, uma informação. Se compreendermos a sua linguagem, poderemos fazer o necessário e o sintoma desaparecerá. O sintoma é nosso conselheiro, obriga-nos a sofrer e, eventualmente, mesmo a morrer. Ajuda-nos a crescer e a amadurecer, atingindo assim um grau de conhecimento e de liberdade que não teria sido possível sem a crise.

Mas, sobretudo, trata-se de compreender a mensagem da perturbação. Isto é conseguido, quase sempre, em três etapas:

1. *O confronto inconsciente*
   Nesta fase notamos um crescente mal-estar. Temos problemas com nosso eu. Os nossos sentimentos procuram uma expressão e, se não a encontram, fica a sensação de não haver nenhuma saída. Se este processo inconsciente não for superado, surge a doença.

2. *O confronto consciente*
   Os sintomas obrigam-nos ao confronto consciente. Num primeiro momento, sentimo-nos como vítimas, pensamos ter tido má sorte, até reconhecermos que a perturbação não é um inimigo exterior, mas um colaborador pessoal e associado que enviou uma importante informação para nós. Um conteúdo mental tomou forma. Reconhecemos que não faz qualquer sentido suprimir o sintoma. Devemos compreendê-lo e aceitá-lo. Isto significa descobrir a si mesmo, descobrir o que estava encoberto, confrontar-se consigo próprio.

3. *O entendimento*
   Este confronto leva sempre a um maior conhecimento de nós mesmos e a novos entendimentos. Reconhecemos o que tem de ser feito e modificamos, consequentemente, o nosso comportamento e os nossos costumes vitais. A doença teve como resultado uma compreensão melhor da vida e, por isso, o sintoma tornou-se supérfluo. Amadurecemos através da doença.

A INTEGRIDADE COMO CAMINHO DA CURA

A CHAVE DA ALEGRIA DE VIVER

EM GERAL, NÃO VIVEMOS INTEIRAMENTE A NOSSA identidade, aprendendo, em vez disso, a interpretar determinados papéis. Por exemplo, a maneira como devemos comportar-nos para obter o êxito, assim como reconhecimento e afeto. Somos como somos porque os outros querem que sejamos assim, e o resultado disso denominamos, orgulhosamente, "personalidade". Todavia, sentimos no nosso interior que algo não vai bem, que o nosso autêntico eu é diferente. Sentimo-nos desgostosos, vazios, embora aparen-temente tenhamos êxito, porque nos esforçamos por nos adaptarmos a padrões, programas, papéis e comportamentos inculcados que, na realidade, não nos pertencem.

Desta forma, violentamo-nos e depois surpreendemo-nos se nos sentimos doentes e infelizes. Mas a nossa alma está exigindo aos gritos o seu direito a ser ela mesma. Cada doença, cada infelicidade, é sempre um sinal de que não somos nós mesmos. Já está na hora de nos dedicarmos, finalmente, ao respeito, à atenção e ao amor que merecemos. Abandonemos os velhos papéis e tenhamos a coragem de ser autênticos; assim, voltaremos a ser íntegros e, com isso, sãos.

A DOENÇA COMO UM SINTOMA DA FALTA DE INTEGRIDADE

A doença não é mais do que um sinal externo da falta de integridade. Enquanto não a tivermos alcançado, precisaremos da doença como alerta. Antes de adoecer fisicamente, já estamos doentes num sentido muito mais profundo, e aquilo a que chamamos doença é, no fundo, a tentativa do organismo de recriar a harmonia. Por conseguinte, aquilo a que chamamos doença não é a doença em si, mas a "informação" do organismo de que algo não vai bem. A mensagem perturbadora quer dizer que a harmonia deve "tomar forma novamente". Trata-se da informação que o organismo recebe. Mas o que fazemos? Acostumamo-nos a eliminar a informação e a não nos ocuparmos com a verdadeira doença.

Cada um vive a sua doença de maneira singular. O materialista pensa que a sua doença não faz sentido e considera o seu corpo um obstáculo com o qual se pode ter boa ou má sorte. O crente interpretará a sua doença como consequência da infração de mandamentos religiosos e rezará pela sua cura. O esotérico terá a tendência de ver a doença como o efeito de leis cármicas. O moderno bem-informado vê muitas das doenças como a consequência do ataque de bactérias ou vírus que causam infecções.

O homem mentalmente maduro reconhece a realidade por detrás das aparências e a doença como um efeito que foi precedido pela causa correspondente. Sabe que não adianta eliminar apenas o efeito, isto é, o sintoma, mas que o sintoma desaparecerá por si mesmo uma vez que a causa tenha sido eliminada. Reconhece e respeita as leis da Natureza e sabe que a Natureza contribui para a saúde. Sabe também que a sua consciência possui o saber mais profundo sobre o próprio corpo e consulta, conscientemente, a sua intuição. É um doente emancipado e o terapeuta é apenas o seu assessor, cujos conhecimentos especializados utiliza para tomar depois a sua própria decisão responsável.

Nunca é demasiado cedo para começarmos a cuidar de nós mesmos, se quisermos nos manter em forma durante toda a nossa vida. Existem, contudo, muitas pessoas que ignoram o que poderiam fazer por si mesmas. Devemos recordar que quase sempre o mais simples costuma revelar-se o melhor.

Se os obesos comessem menos, as pessoas que abusam da bebida bebessem menos, os fumantes deixassem de fumar, os preguiçosos se movessem um pouco mais e se todos respirassem corretamente, pensassem de maneira positiva, lessem bons livros e olhassem para coisas bonitas, poderíamos conservar mais vidas e erradicar mais doenças do que com todos os onerosos procedimentos da medicina atual.

Se queremos curar-nos e continuar sãos, se queremos ter um novo corpo em vez do antigo, devemos eliminar da nossa consciência todos os pensamentos sobre doença e velhice. Algumas pessoas parecem acreditar que, se alguém confia só em Deus, pode violar as suas leis com toda a tranquilidade sem ter de suportar as consequências. A integridade de corpo, mente e alma é a nossa herança espiritual e nunca teríamos conhecido as doenças se tivéssemos vivido de acordo com a Criação.

Voltaremos a ser íntegros se conseguirmos fundir as quatro naturezas do homem que todos nós temos no nosso interior

– a espiritual, a mental, a emocional e a física, harmoniosa unidade – e atuarmos a partir dessa unidade numa feliz relação com a Criação.

A chave da alegria de viver não é a juventude, porque esta pressupõe falta de experiência, uma condição que, na realidade, quase ninguém gostaria de manter. A verdadeira chave da alegria de viver é a vitalidade, que certamente não está ligada a uma certa idade; pode ser construída, cuidada e aumentada.

Todos querem viver muito, mas ninguém quer ser velho. Um desafio da vida é, seguramente, viver o maior número de anos possível, mas não para padecer de doenças ou ser infeliz. Embora no presente se tenha progredido, ainda são muitas as pessoas que vivem mais tempo, mas sem conservar a boa saúde. Enquanto cumprirmos os nossos deveres para com a Natureza, esta responderá realizando a sua parte.

SEJA VOCÊ MESMO

A maioria das pessoas está sob a influência do que os outros aconselham, sejam os pais, o chefe ou o cônjuge. Ou fazem exatamente o contrário do que é dito. Ambas as posições estão longe de ser inteligentes. Cada um deve suportar as consequências dos seus atos. Portanto, não deve fazer o que os outros lhe dizem, a não ser que o seu verdadeiro eu o afirme. Deve escutar a si mesmo, porque todo o conhecimento e toda a sabedoria residem em seu interior; os outros apenas podem recordar-lhe isso.

O verdadeiro eu só intervém se você lhe pedir que o guie e se o seguir. Só necessita de uma introspecção. A primeira resposta espontânea virá do seu verdadeiro eu; a segunda, em contrapartida, já está influenciada pelo seu intelecto, e terceira e a quarta respostas são determinadas unicamente pelo seu intelecto. Pode voltar a perguntar várias vezes; a primeira resposta virá sempre do seu verdadeiro eu. Por que não experimenta esta técnica agora mesmo?

Quanto tempo, quanta atenção e quanto esforço investe para vir a ser você mesmo? E quanta energia gasta em coisas que, de qualquer forma, terá de deixar neste mundo? Que consequências resultam disso?

Queremos que as coisas mudem, mas é preciso entendermos o fato de que tal situação só pode mudar se nós mudarmos interiormente e adquirirmos a consciência das nossas "imagens interiores". Mesmo se nos sentirmos bem em determinado momento, é apenas uma fração do bem-estar que poderíamos e deveríamos ter se fôssemos capazes de assumir a nossa verdadeira individualidade.

Se alguém se parece comigo, nem o elogio nem o critico, pois seria estimular artificiosamente o meu ego. Em ambos os casos não preciso mudar nada.

Que significa "sermos nós mesmos"? Não é outra coisa a não ser agir de maneira peculiar e individualizada em cada ato da vida, com a consciência plena de respeitar o próprio eu, expressando-o de modo a manter a harmonia consigo mesmo e a refletir a sua personalidade.

Por que será que há cada vez mais doentes e cada vez menos pessoas assumindo o seu verdadeiro ser? A maioria de nós atua de acordo com um papel que representa, e tenta viver um ideal a que atribui qualidades superiores à nossa expressão espontânea. Há muitas pessoas que nunca estão satisfeitas e rejeitam a si mesmas. Não aceitam a sua maneira de ser e ainda menos conseguem gostar de si tal como são.

Se a essa atitude se somar a doença, tudo leva a crer que algo não funciona bem na sua personalidade, que se cometeu um erro e que a doença é o seu castigo.

No entanto, seria fácil estar saudável; precisaríamos apenas adotar medidas práticas para conservar a unidade e singularidade do nosso ser, viver por inteiro o que somos. Estaríamos assim em harmonia com nós mesmos, com a nossa vida e com a vida em geral. Já não haveria nenhuma razão, nenhuma causa, que invocasse a doença.

Por que perdemos a coragem de sermos totalmente nós mesmos? Por que não podemos aceitar a nossa maneira de ser e interpretamos variados papéis seguindo lugares-comuns e expectativas que nos tornam cada vez mais descontentes e ao mesmo tempo mais doentes? Já não vivemos segundo a nossa verdadeira identidade, com todas as nossas fraquezas e defeitos. Procuramos ficar bem, representar algo, fazer tudo corretamente, e não percebemos que "bem" e "correto" são adjetivos que só podem aplicar-se a um modo de viver de acordo com a nossa realidade. E isso significa: viver segundo a própria verdade e da maneira adequada a cada momento.

O que interessa realmente é a capacidade de poder aprovar-se e respeitar-se a si mesmo. Quando falta a auto-estima, sentimo-nos descontentes, desgostosos e sem afeto. Embora já tenhamos tido alguns êxitos na vida, se não temos auto-estima, falta-nos o essencial.

ELIMINAR OS VELHOS ESQUEMAS E PROGRAMAR O COMPORTAMENTO

Estamos em falta conosco. E isto nos faz viver em desarmonia, torna-nos doentes, e é aqui que devemos decidir se queremos nos tornar sãos, "íntegros". Devemos deixar de atuar segundo padrões ou programas e de interpretar determinados papéis, porque a nossa alma está clamando por mudança. Cada doença é um grito espiritual, o chamamento a nós próprios, a sermos afinal o que somos realmente.

Enquanto não nos aceitarmos como somos, avançando a partir da nossa maneira de ser rumo ao nosso verdadeiro eu, viveremos em desarmonia e, consequentemente, na doença. Só quando formos autênticos em todas as circunstâncias teremos oportunidade de reconhecer os nossos padrões e bloqueios e de os transformar e eliminar.

INTEGRIDADE SIGNIFICA HARMONIA

Que significa integridade? Significa sermos nós mesmos por inteiro, vivermos na totalidade em que uma pessoa se integra, tomarmos em consideração a relação estreita entre consciência e vida. Significa também não suprimir nada, não renegar nada, aceitação e crítica da nossa maneira de ser. Ao mesmo tempo, significa observar-se a si próprio para ver se vivemos realmente segundo nós mesmos ou segundo padrões, programas e papéis. Ao identificá-los, temos a oportunidade de lhes retirar validade sempre que não forem uma vivência pessoal autêntica.

Isto traz como consequência outra condição importante para a saúde física e mental: viver em harmonia consigo mesmo e com a vida. Quem não se aceita a si mesmo não vive na verdade e não vive em harmonia.

Mas a integridade significa também ser verdadeiro, ser puro. Quem pratica o engano consigo mesmo, mentindo para si próprio, vive em desarmonia. Só posso estar são e íntegro se não existirem em mim zonas opacas, com impurezas e falsidades, e, o que é muito importante, que não haja negações, rejeições, mas reconhecimento intelectual, que constitui uma grande defesa do Eu. As rejeições significam desacordo com a vida, trabalhar contra si mesmo, obstruir com essa conduta o livre fluxo da vida. A negação converte-se muitas vezes na via para as doenças, exceto quando essa negação é o resultado dialético da afirmação de si mesmo, da personalidade total.

Portanto, quem sabe a que deve sujeitar-se perante o seu eu, quem atua de acordo consigo próprio, vive em harmonia e na verdade, tanto consigo mesmo como com a vida, e atinge a integridade.

O AMOR É A MAIOR FORÇA CURATIVA

A maior força curativa que a vida nos entregou é o amor. Quem ama de verdade não pode adoecer, porque o amor é a energia mais pura e mais saudável que existe. Estar cheio dessa energia que é o amor é viver uma situação que não deixa lugar para a doença.

Só posso amar de verdade se aprendi a estimar e a valorizar o meu próprio eu. O amor para comigo mesmo e, com isso, em mim, deve fluir sem obstáculos, sem lugar para dúvidas. No entanto, só posso gostar de mim de forma profunda, com toda a alma, se me tiver encontrado comigo mesmo, sentindo-me assim "digno" de aceitar o meu amor.

Se amamos de verdade, somos íntegros e, com isso, intactos e sãos. Isso porque o verdadeiro amor é a empresa mais sã(nta) e mais perfeita da nossa vida. Só quem se aceita e gosta de si pode oferecer o seu amor também aos outros.

É nessa situação que se repara que, ao conseguir um amadurecimento do ponto de vista da consciência – o amor a si próprio –, o seu amor para com os outros pode fluir livremente, sem pretender utilizar nem ser possessivo. E a vitalidade do eu, a aceitação de si mesmo como unidade, determina um afeto muito mais pleno daquele que se entrega, contrariamente ao amor do inseguro, que só procura nos outros as qualidades que ele não tem.

Amar significa dar, começando por dar-nos a nós mesmos. O amor para consigo mesmo é um atalho que conduz à verdadeira felicidade. Amar outra pessoa significa levá-la até si, levá-la para a vida, fomentar o seu crescimento, ajudá-la a encontrar a sua personalidade, a realizar-se.

O amor é a força mais saudável que existe. Dissolve aborrecimentos e medos e procura a alegria de viver. O amor mostra o caminho e ajuda a avançar por ele, podendo mesmo dizer-se que ele é o próprio caminho. Aceitando-nos amorosamente a nós próprios e ao mundo inteiro, a vida pode voltar a fluir livremente em nós, porque volta a corresponder ao nosso verdadeiro caráter.

Comecemos, portanto, a amar. Aproveitemos a oportunidade de viver segundo a nossa personalidade, de conservar a nossa identidade e, consequentemente, de nos aceitarmos cada vez mais, o que nos leva a aceitar mais a vida. Esta é a base para uma vida íntegra e o mais perfeita possível. Só quando tivermos aprendido a ser fiéis a nós próprios haverá possibilidade de conhecer o verdadeiro amor. E desse modo desencadeia-se o maior potencial curativo que possuímos, repercutindo em todo o organismo e nas suas funções vitais. Também cessarão as mensagens dolorosas.

As dores físicas ou psíquicas só nos atingem quando não vivemos de acordo com o nosso eu. Podemos escolher livremente o que vivemos, pois somos responsáveis por nós mesmos e pelo nosso destino. A vida é um espelho, tal como o nosso corpo é um espelho, uma expressão de todo o nosso ser. O corpo e as funções vitais são um indicador seguro da nossa harmonia interior e da nossa liberdade. Se nos libertamos, voltamos a ficar intactos.

Se vivermos o momento atual com a maior intensidade, com confiança, amor, paixão e alegria, a nossa existência será plena e prolongada.

A doença detecta sempre uma corrente vital medíocre. Viver significa amadurecer, aproximar-se cada vez mais do próprio eu. Para isso, devemos estar abertos em cada instante, preparados para viver profundamente, para nos transformarmos, nos renovarmos e sermos nós mesmos.

COMO SE PRODUZ A DOENÇA?

- *A doença pode acontecer se* acreditarmos ter cometido uma "falta", julgarmo-nos duramente e ficarmos obcecados com a dúvida. Mas não nos equivoquemos a respeito das verdadeiras faltas, porque vivemos para aprender e reconhecer que a nossa maior falta é o fato de não sermos nós mesmos. Esforcemo-nos, portanto, para não cometer este grande erro. Temos o dever de tentar viver com amplitude. Portanto, a nossa primeira ambição deverá ser procurar a harmonia do interior com o exterior, o que leva à verdadeira realização.

- *A doença pode acontecer se* agirmos contra a nossa maneira de ser. Por não atuarmos de acordo com o que somos realmente, projetamos a nossa carência no ambiente que nos cerca, opondo-nos a tudo muitas vezes de forma arbitrária. Esta atitude negativa influencia a nossa vida e a vida dos que nos rodeiam. Vivemos em desarmonia.

- A *doença pode acontecer se* vivermos em desarmonia. Ao não sermos como somos, tocamos uma melodia diferente e não nos harmonizamos com a melodia da vida. Sempre que interpretamos um papel, tocamos fora do tom.

- A *doença pode acontecer se* estivermos contra alguma coisa. Mas só podemos estar contra alguma coisa se recusarmos algo do nosso interior. O que nos incomoda na realidade é que não somos leais ao nosso ser. Estamos contra a "falsidade" de um comportamento.

- A *doença pode acontecer se* vivermos uma carência, se a nossa vida não for plena, se atuarmos como um ser fracionado. Se não admitimos ou se modificamos uma parte da nossa personalidade, interpretando, por exemplo, um papel ou seguindo programas ou padrões alheios, vivemos na ausência de nós mesmos e, portanto, sem harmonia.

- A *doença pode acontecer se* vivermos no pecado. Viver em pecado significa viver na separação; não na unidade, mas na dualidade. Cada vez que nos distanciamos de nós mesmos, indiferentes à nossa personalidade, afastamo-nos da nossa maneira de ser autêntica, vivemos de forma desarmoniosa e, com isso, no pecado.

- A *doença pode acontecer se* vivermos sem amor. Isso porque, se não amamos, também não gostamos de nós próprios, não nos aceitamos como somos. Cada rejeição causa doença. O verdadeiro amor significa aceitar, significa viver e ser livre. E o amor é o maior mandamento divino e a primeira lei espiritual.

- A *doença pode acontecer se* não estivermos realizados. E não o estamos se falta algo ao nosso ser, se não somos de todo o que representamos ser de fato, aqui e agora. Não estarmos realizados significa que estamos de algum modo incompletos, que não vivemos plenamente porque não nos aceitamos completamente. A doença é a consequência.

- A *doença pode acontecer se* não vivermos devidamente, não deixarmos correr o fluxo da vida em nós, sem obstáculos. Se temos bloqueios internos, se vivemos segundo programas estabelecidos, segundo o entendimento e a opinião de outros; se as energias da vida não conseguem fluir em nós como seria correto. Viver corretamente significa sermos nós mesmos, em todos os aspectos e sem limites.

- A *doença pode acontecer se* duvidarmos de algo que nos afeta e não conseguirmos perdoar alguém, culparmos essa pessoa ou a acusarmos, mas no fundo não tivermos grande certeza de agir corretamente ao atuar desse modo. Também se não concordamos com o meio que nos rodeia e notamos uma profunda dissonância. O nosso ser distorce-se por causa dos padrões, dos valores impróprios ou sentimentos de culpa. E estas impurezas causam as doenças.

- A *doença pode acontecer se* algo nos pesar e deprimir, como, por exemplo, os problemas sem resolução, as coisas das quais não nos desprendemos, embora já não nos pertençam, os papéis que interpretamos, os padrões com que nos orientamos, mesmo que já façam parte do nosso passado desde há algum tempo e não se ajustem mais a nós. Tudo o que já não nos pertence, aqui e agora, mas que mantemos e que já não corresponde ao nosso eu, mas que nos empenhamos em cumprir. São fatores que pesam, subtraem energias, o que impede o livre deslizar da vida. Isto também causa a doença.

- *A doença pode acontecer se* não cumprirmos e resolvermos as tarefas da vida. Uma tarefa é sempre algo que a vida nos impõe para darmos um passo à frente. Os problemas e fatos confusos obrigam-nos a dar um passo para os resolver e os esclarecer e esse passo deve ser em direção a nós próprios. O nosso dever principal, insistimos, é respeitar-nos e aproximar-nos mais de nós próprios. Se não dermos o passo necessário, a vida chama-nos à ordem sob a forma de doença e infelicidade.

- *A doença pode acontecer se* não procurarmos ser livres, se nos orientarmos pelas opiniões, ideias ou desejos alheios e não admitirmos a nossa individualidade.

- *A doença pode acontecer se* não vivermos aqui e agora. Porque a vida só pode desenvolver-se a partir do presente. Se vivermos do passado, não poderemos viver o presente. Se vivermos no futuro, viveremos igualmente um tempo que não se adequa à nossa realidade. Só podemos viver no presente, porque a vida é, flui e modifica-se de um instante para o outro. Quando não vivemos o presente, não temos oportunidade de percebermos como somos realmente agora, neste determinado momento.

  A vida é dinâmica e precisa fluir sem cessar, evitando obstáculos que poderiam deter a corrente e obstruir o seu curso, causando a doença.

NA ORIGEM DA DOENÇA HÁ UM PROBLEMA

A doença não é mais do que uma expressão, uma forma de um problema. Não é mais do que uma possibilidade que a vida utiliza para nos enviar uma mensagem de que algo não vai bem, de que não estamos agindo como o que somos na realidade.

Se não compreendemos a linguagem e a mensagem do corpo, ou se não reagimos perante isso, a vida tem preparadas para nós outras formas de problemas para nos acordar, com o objetivo de investigar e começar a procurar o sentido da existência e, com isso, empreender o caminho até nós mesmos.

Não é só o corpo que pode adoecer. A doença manifesta-se também no trabalho, na relação conjugal, na família, na situação econômica ou nas ideias religiosas, no intelecto ou na alma. Pode-se estar doente em muitos níveis, embora a doença só pretenda indicar que, em algum aspecto, a vida já não pode fluir de maneira harmoniosa, que existe algum bloqueio ou carência.

O PROBLEMA COMO INDICAÇÃO DE UMA MUDANÇA

Quantas vezes dizemos: "É que eu sou assim" ou "As coisas são assim, não se pode fazer nada"? Mas será que realmente não se pode fazer nada? Se nós não podemos mudar nada, quem pode fazê-lo? Muitas vezes, aquilo que expressamos nem sequer são as nossas próprias opiniões, mas as de pessoas que, pela sua influência, podem vir a determinar a nossa vida, se as aceitarmos e as fizermos nossas, pensando, acreditando, que o são.

Por conseguinte, analisemos atentamente os nossos pensamentos. Que pensamos neste momento? Neste instante modelamos o nosso futuro, embora, de um momento para o outro, a direção dos nossos pensamentos possa mudar, e, com isso, toda a nossa vida. Essas mudanças, de qualquer forma, não devem dar-se como as de um catavento movimentado pelo vento, mas com a coerência da reflexão.

Reconheçamos que temos livre escolha; podemos a todo momento determinar conscientemente a nossa vida, optando por uma nova direção em relação à nossa saúde e ao nosso destino. Mas o nosso poder encontra-se no presente. Não se pode mudar o passado e o futuro também é incerto, talvez determinado aqui e agora em muitos aspectos. Agora temos todas as possibilidades nas nossas mãos. Mas se não dermos o passo necessário, obrigamos a vida a colocar-nos problemas que nos exigirão a respectiva resolução.

Um problema, seja na forma de doença ou de outra dificuldade, indica-nos que nos afastamos de nós mesmos. Através do problema, a vida convida-nos a abandonar, a reconhecer, a tomar consciência, a transformar e a decidirmo-nos pelo respeito a nós mesmos, eliminando assim a causa da doença.

A vida pode apresentar-nos diferentes tipos de problemas. Podem acontecer, por exemplo, numa relação conjugal, no trabalho ou também numa doença. É sempre necessária a energia para nos ajudar a dar o passo possível até nós mesmos. Assim, o cônjuge tem, por exemplo, certas características que nos agradam e que pertencem também ao nosso verdadeiro eu, mas que ainda não manifestamos. Ou possui características que não apreciamos, que rejeitamos mesmo. Mas todos estes fatores, no fundo, são o resultado de um problema nosso, que deveríamos analisar e resolver para atingir a harmonia no nosso interior. A vida obriga-nos, através de um problema, a conhecer-nos a nós próprios. Ajuda-nos a encontrarmo-nos, confrontando-nos com algo, ajudando-nos a tomar consciência disso, para podermos dar mais um passo em direção a nós mesmos.

Quando a tarefa se cumprir, ou seja, quando o problema estiver resolvido, devemos abandoná-lo. Não podemos reter o que não faz parte de nós. Esta é uma lei invariável que não devemos esquecer. A doença é algo íntimo, mas que na realidade não faz parte de nós. Se estamos doentes, isto significa tornamos nossa uma causa que não nos pertence e que nos agarramos a ela, que queremos representar algum papel impróprio, ou que pensamos ser o que não somos na realidade. O tipo de doença é um sinal que indica o que ainda não abandonamos e o que não nos deixa sermos nós mesmos.

Se somos realmente nós mesmos, pareceremos também o que somos na realidade: intactos e sãos.

Só o que é alheio à própria personalidade pode perder-se. O autêntico "eu" não se pode perder. Tudo o que não constitui a verdade da pessoa é obviamente pura aparência, mera ilusão, e desaparecerá um dia, redimindo e valorizando o verdadeiro eu.

A META E O CAMINHO SOMOS NÓS PRÓPRIOS

Um sinal explícito de que ainda estamos à procura e que, assim, ainda não admitimos a vida por inteiro, é a vontade. A vontade interpõe-se entre nós e a realização.

Enquanto continuarmos sem "soltar", as nossas mãos, em sentido figurado, permanecerão fechadas. Enquanto nos negarmos à vida como se fôssemos um punho apertadíssimo, não alcançaremos a plenitude do ser e não estaremos abertos à vida, e muito menos estaremos dispostos para nós mesmos. Só ao sermos nós mesmos estaremos abertos e preparados para uma vida plena. Enchemo-nos de bem-estar e êxito porque a nossa própria plenitude produz a felicidade. Esta é a lei da ressonância.

Cada momento oferece uma nova oportunidade (lei da graça), porque cada novo instante é um novo presente e uma nova possibilidade de sermos nós mesmos.

Vejamos um exemplo. O automóvel em si é matéria morta, não se move por si só. Existe, mas precisa de alguém que o ponha para andar. O mesmo se aplica a nós. Existimos desde sempre e sempre existiremos. Decidimos por nós mesmos se "vivemos". Devemos tomar posse de nós mesmos, devemos ser nós mesmos, tal como precisamos de nos sentar no automóvel para podermos pô-lo em movimento. Por esta razão, os mestres espirituais convidam-nos a seguir o caminho interior para viver a partir do nosso centro como nós mesmos.

Tal como quando conduzimos um automóvel, devemos procurar adaptar-nos às circunstâncias e situações. Ao guiar um automóvel, não se pode viver no passado ou no futuro; deve-se estar por inteiro no presente, para que não haja um acidente. A doença, no nosso caso, equivale a um acidente.

Este exemplo mostra que somos parte da vida e que devemos viver em harmonia com o nosso meio. Devemos adaptar-nos em cada instante ao presente e sermos autênticos, porque as circunstâncias são marcadas pela nossa maneira de ser. A vida segue a lei espiritual de que "conforme é o interior, assim também é o exterior". Portanto, se sou um condutor agressivo, encontrarei também condutores agressivos na estrada.

Infelizmente, hoje em dia, a medicina convencional ocupa-se, quase exclusivamente, da doença e trabalha como o mecânico na oficina. Intervém somente quando algo está estragado. A maioria não pensa que, muitas vezes, se há deterioração e mau funcionamento isso se deve ao descuido ou à ignorância do motorista e que o mais acertado seria falar com ele e explicar-lhe os defeitos da sua forma de conduzir e de cuidar do automóvel.

Deve conduzir com mais calma ou colocar óleo no momento certo. Mas as pessoas só costumam ocupar-se da "matéria", do automóvel, do corpo. Não é culpa do automóvel se este enferruja, pois o seu proprietário simplesmente não cuidou dele o suficiente. O mesmo acontece com o corpo. Mesmo os que utilizam remédios naturais incorrem nesse erro. Confiam o seu "automóvel" a uma oficina respeitadora do ambiente e "natural". Mas mesmo os procedimentos de medicina naturista são, no fundo, incompletos. Não consideram o essencial, a causa essencial, o ser interior, a pessoa, a alma, a faísca divina, aquilo que realmente somos.

Alguns, depois de reconhecerem que a meta consiste em reforçar a consciência das pessoas quanto à sua saúde, continuam, não obstante, a fazer *bricolage* no "automóvel", em vez de viverem simplesmente sãs e manterem-se intactas sendo elas mesmas.

É tão simples e, contudo, tão difícil para muitos. Não podemos separar o corpo da alma, o automóvel do condutor. Um não poderia mover-se sem o outro. O corpo e a alma formam uma unidade e o corpo é a expressão visível da consciência. Qualquer sentimento encontra a sua expressão no corpo. O corpo torna visíveis as energias que mobilizamos no nosso interior. Alguns exemplos:

- Uma ideia excitante é capaz de nos deixar arrepiados.
- O simples fato de pensar muito numa atividade difícil eleva a nossa pressão arterial, embora fisicamente ainda não tenha sido realizada.
- Uma má notícia afeta-nos o estômago, não podemos "digeri-la"; outra, nos impressiona como um "golpe baixo", pesa sobre a nossa maneira de ser e paralisa-nos.
- Se nos aborrecemos, a irritação "exalta-nos a bile".
- Diversas agressões que recebemos cotidianamente e cujos responsáveis não são identificados com nitidez provocam-nos amargura, "um nó na garganta", que com esforço devemos neutralizar.

- O "coração não cabe no peito" de alegria devido a uma surpresa agradável.

A nossa tarefa é, portanto, sermos nós mesmos em todos os âmbitos da nossa vida, tanto no profissional como no social e físico. Quando não somos nós mesmos ou quando acreditamos não poder sê-lo, quando a nossa personalidade está inibida, ficamos doentes. E recebemos essa doença como uma perturbação, carência ou desarmonia.

Uma vez que nos tenhamos encontrado a nós próprios, já não precisaremos lutar, pois não necessitaremos agarrar nada, poderemos deixar fluir livremente a vida.

Sendo tal como somos, voltaremos a descobrir a alegria de viver e a felicidade. A vida já não consiste somente no dever e no trabalho, mas na alegria e na satisfação, porque estamos cheios de nós mesmos, com a vivacidade do nosso ser que nos faz felizes.

Trabalhamos para ser os "arquitetos" do nosso destino, construindo cada instante de acordo com o que somos aqui e agora e vivendo a vida que corresponde ao nosso verdadeiro ser. Não precisamos planejar a vida, porque a vida segue o plano do próprio eu e essa viagem em direcção a si próprio é a verdadeira aventura no imenso cenário da Criação.

> Nós mesmos somos a meta e o caminho. Nós mesmos somos o culminar de todos os nossos desejos. Nós mesmos somos a solução para todos os nossos problemas. Nós mesmos somos o melhor medicamento. Nós mesmos somos a vida.

Não há receitas aplicáveis para que cada um encontre a si próprio, pois cada pessoa é singular e, portanto, reage de forma particular aos fatos. Mas todos têm uma possibilidade de voltar a encontrar o caminho para a genuína integridade se escutarem a voz interior do verdadeiro eu. Quem persevera em cada ato cotidiano na procura da sua individualidade aproxima-se da verdade, deixando para sempre a máscara que brilha somente para coincidir com a opinião dos outros através da pressão do ambiente. A nossa unidade é a nossa particularidade e um fator da vida plena. Ao mesmo tempo é, também, uma tarefa que a existência nos coloca. Também é nosso dever conseguir, de acordo com a nossa individualidade, ajudar os outros a aceitar, igualmente, a sua unidade, o todo do seu ser. O autêntico sentido da nossa vida exige-nos assumir a plena responsabilidade por ela.

Sempre que procuramos ser outra coisa que não nós próprios, porque achamos que isso é melhor ou porque os outros esperam isso de nós, afastamo-nos do nosso verdadeiro eu.

O meu lugar não pode ser preenchido nem ocupado por outra pessoa, ninguém pode ser o que eu sou, ninguém pode fazer o meu trabalho por mim, só eu o posso fazer do modo correto e no momento em que me foi dado. No início é difícil sermos nós próprios, mas com o tempo torna-se mais fácil, porque o verdadeiro eu liberta-se cada vez mais das personalidades "falsas".

Nos primeiros esforços para sermos nós próprios, podemos deparar às vezes com a desaprovação do nosso meio. Esse esforço significa uma dificuldade e, ao mesmo tempo, um desafio pelo qual temos de lutar, pois quem não vive segundo o seu próprio eu sente-se magoado, desgostoso com a sua falta de autenticidade, o que o predispõe a opor-se a qualquer pessoa que atue com a força da sua personalidade.

Deste modo, o sentido da nossa vida cristaliza-se, o nosso ser atual exterioriza-se cada vez mais. Vivemos para nos encontrarmos e para sermos nós próprios, para depois podermos ensinar os outros a se encontrarem.

Compreendemos que a vida nos envia mensagens quando saímos de determinada ordem. Pode chegar-nos através de uma doença, de uma infelicidade, de conflitos com o cônjuge ou com outras pessoas. Como podemos interpretar estas mensagens? De que maneira nos ajudam a aproximarmo-nos de nós mesmos?

Tomemos como exemplo a mensagem do corpo. A chave da compreensão é muito simples. As perguntas seguintes auxiliam o entendimento.

- Que órgão, que parte do corpo (que âmbito da vida) está afetado, doente, fora de ordem, sem a sua integridade?

- Que função tem a doença, que tarefa? Para que preciso dela, em que me ajuda num nível físico? Então, deveria ser feita a seguinte pergunta: a que corresponde a doença em nível psíquico? Isto é, de que maneira me ajuda ou de que maneira me impede de encontrar o meu verdadeiro eu? Os meus pensamentos desenvolvem-se de uma maneira mecânica? Será a doença parte de um papel ou de um costume? Existe algo que eu deveria voltar a considerar e, eventualmente, mudar? Deveria "funcionar" de outra maneira?

- Que consequências resultam destas interrogações? A minha maneira de "funcionar" é antiquada, terá estagnado?

Deveria abandoná-la ou corrigi-la? Deveria estar mais consciente desse modo de funcionar?

- A que me obriga a mensagem, o sintoma? Devo procurar a tranquilidade, o silêncio, ou preciso tornar-me mais ativo? Terá de haver mais dinamismo ou atenção à minha vida, estarei exigido muito ou pouco de mim? Terei de reconhecer que desempenho um papel que devo mudar para que o corpo deixe de doer? Será somente um antigo programa, um padrão que me obriga a reconhecê-lo e a abandoná-lo?
- O que devo fazer para ser mais eu mesmo?
- Em que aspecto não fui eu mesmo?
- Fiz algo que, no fundo, não queria fazer ou que queria fazer de outra maneira?
- O que deveria deixar, mudar ou aceitar?
- Que consequências resultam deste conhecimento?
- De onde recebi um maior esclarecimento sobre mim mesmo; como poderei aplicá-lo na minha vida?
- Que fraquezas ou defeitos tenho no plano físico ou mental?
- O que isto indica sobre mim? Em que aspecto não sou eu mesmo?
- Como isto se manifesta em outros níveis?
- Como sou na realidade?
- Qual é a minha posição relativamente a isto? Será correta ou não corresponde à realidade atual, provindo sim de uma antiga experiência, de um antigo conceito? Qual é a minha

atitude neste momento perante as minhas experiências e a minha doença? Poderei defender o meu conhecimento?

- O que me impede de ser, pensar, viver de forma autêntica? Portanto, que obstáculos para a cura haverá realmente ou serei apenas eu quem acredita que eles existem?
- Posso mudar o meu "destino"? Que "milagre" deveria acontecer para que mude? Poderia considerá-lo possível?
- Acredito realmente na minha integridade ou falta-me fé em mim mesmo?
- O que me impede de acreditar em mim e de confiar nas minhas capacidades? Os meus juízos compõem-se das opiniões e juízos dos outros? Será a minha pouca confiança em mim mesmo unicamente culpa minha? Que experiências passei que me impedem de acreditar em mim mesmo? O que deveria acontecer para voltar a acreditar em mim?
- O que me ajudaria? Em que nível? O que deveria acontecer para que voltasse a ficar "intacto"? Que posso fazer para isso? Poderia, talvez, assumir tudo nas minhas mãos?
- O que corresponde a essa ajuda em outro nível? Deveria começar por aí? Estou vivendo demasiado num só nível? Onde acredito não ser "correto", ser "falso" e não "estar em ordem"?
- Que parte de mim é afetada mais vezes pela doença? Que problema me preocupa desde há longo tempo? Quais são os problemas que ainda não resolvi?
- A perturbação é total ou parcial? Aniquila-me ou me faz agir de maneira parcial? Sou demasiado parcial ou demasiado

amplo e totalizador? Existirá em mim um excesso ou uma carência?

- Que combinações se produzem em mim, isto é, de que maneira os antigos papéis/programas/padrões/esquemas de pensamento se entrelaçam entre si, como se condicionam, como se estimulam mutuamente, como se ativam?

Ao avaliar os sintomas, tem de se ter em conta que um determinado problema ou uma carga negativa podem manifestar-se através de diferentes órgãos ou telas de projeção. A tela que se apresenta depende, sobretudo, da reação individual perante o problema.

Se alguém, por exemplo, se encontra sob pressão e em estado de estresse, as consequências podem manifestar-se da seguinte forma:

1. Comportamento agressivo para com os outros; a pressão interior é descarregada para fora, para os outros.

2. Alta pressão arterial (hipertensão); revela que existe a intenção de uma atividade, mas que esta não se realiza e, portanto, não elimina a pressão.

3. Aumento da pressão intraocular (glaucoma); esta tela de projeção para libertar a pressão interior indica-nos que a maneira de ver as coisas, as próprias ideias, criaram a pressão.

4. A pressão na cabeça mostra que as tensões são criadas por verdadeiras batalhas mentais sem encontrar solução.

5. Músculos tensos que podem chegar a ficar rígidos fazem-nos deduzir a falta de disposição para enfrentar mentalmente o

que provoca a pressão e a incapacidade de assimilá-la. Quando é assumida, essa tensão desaparece do sistema muscular.

6. As dores de estômago indicam-nos que os fatos não são "digeridos". Existe, portanto, incapacidade ou falta de disposição para aceitá-lo.

7. Abscesso: por esse sintoma reconhecemos que a pressão interior procura um caminho para fora, manifestando-se num determinado ponto da pele, a nossa superfície de contato. Daí que a verdadeira solução do problema deva ser procurada através desse ponto determinado.

8. A pressão na bexiga demonstra que devemos abandonar o inútil, visto que se torna inerte, considerando tanto o físico como o mental. Se não pudermos libertar-nos da pressão em nível mental, o corpo tentará minorar a pressão pelo menos fisicamente.

O CORPO NÃO PODE ADOECER APENAS POR SI PRÓPRIO

Interpretação de alguns sintomas

Sintoma	*Significado*
Uma parte do corpo pode inflamar-se	*Isto significa em nível mental que existe uma carga aguda.*
supurar	*Algo alheio foi introduzido e deveria ser eliminado (também no mental).*
estar tensa, distendida (ou desgarrar-se ou partir-se)	*Faz-se um esforço excessivo que deve ser eliminado.*
deslocar-se	*Algo tem falta de harmonia no âmbito mental e deveria ser ajustado. Isto também pode referir-se a uma situação.*
estar demasiado fraca	*Neste caso, deve-se procurar fazer exercícios, reforçar-se ou estimular-se, pois por meio dessa exigência consegue-se o fortalecimento que a situação requer.*
estar perturbada *me incomoda na realidade?*	*Devo interrogar-me: "O que é que* *Como posso voltar a criar a ordem?"*
"arder", picar	*A pergunta é: "O que é que me provoca realmente ardor? Ou o que é que me produz comichão para me obrigar a ocupar-me disso?"*
estar dilatada	*Em que aspecto fui demasiado longe ou me esforcei excessivamente?*

A CHAVE DA LINGUAGEM DOS SINTOMAS

1. O primeiro passo para a cura é a disposição para enfrentar a doença e descobrir e reconhecer a verdadeira causa. Um tratamento pode libertar dos sintomas, mas não consegue a cura. Por isso, deveríamos responder com toda a precisão às seguintes perguntas:

2. Que órgão, que parte do corpo está afetada? Que função lhe cabe em nível físico e em nível mental?

3. Que sintomas se notam? Aponte os acontecimentos físicos com toda a clareza e pormenorizadamente e analise depois, com cuidado, como expressou verbalmente as suas indicações. Na sua correta formulação, na maioria dos casos, aparece a informação sobre a verdadeira causa: se num acidente de tráfego se diz "derrapei" ou se estou "cheio até à goela" de alguma coisa, se não podemos "engolir" algo, se levamos algo "a peito"; antes de mais nada a nossa linguagem indica uma posição mental. Daí que se deva observar e considerar a linguagem e a sua sabedoria.

4. No passo seguinte, deve-se averiguar em que momento exato tem origem a afecção, porque disso se pode deduzir a relação que tem com mudanças essenciais da nossa situação vital ou dos nossos sentimentos.

5. O que é que alivia o sintoma em nível físico? E o que corresponde a ele em nível mental? O que é que alivia o sintoma em nível mental? A que ele corresponde em nível físico ou material?

6. A que é que o sintoma obriga? O que é preciso fazer? O que é que se deveria deixar de fazer? Que consequências

resultam da atitude num e noutro caso? Não se deve deixar distrair pelo agente que provoca a doença, quer se trate de bactérias, vírus, herança genética, acidente ou outros fatores, devendo-se reconhecer a causa também psíquica, isto é, a realidade por detrás das aparências.

7. Que fraquezas de caráter tenho? Como se manifestam em nível físico?

8. Que debilidades físicas tenho? Como se manifestam em nível de caráter?

9. Qual é o meu órgão problemático? Que parte do corpo está afetada? Que lado do corpo está afetado? Que mensagem transmite isto?

10. Que combinações de sintomas se produzem? Que significa isto em nível mental? Que consequências resultam disso?

11. Quais são os obstáculos à cura? Como posso eliminar estes obstáculos?

12. Identifiquei e compreendi a mensagem? O que dizia? O que significa isso para mim no momento atual? (Para resolver a minha tarefa? Para poder reconhecer melhor o meu caminho e mais facilmente?). Que consequências haverá para mim? Irei aceitá-las? Que mudanças se produzem com isso na minha vida? A partir de quando muda alguma coisa na minha existência?

Se respondermos com franqueza às perguntas, compreendermos realmente e seguirmos a mensagem do corpo, o sintoma não se transformará em doença crônica.

Recorde que a causa de um sintoma se encontra sempre na consciência, nos pensamentos, mesmo que a doença seja desencadeada por bactérias, vírus, herança genética, acidentes, outras causas, ou por acaso.

Como exemplo, veja a aplicação da chave da linguagem dos sintomas em pessoas com problemas circulatórios:

1. Disposição para o confronto.

2. Que órgãos, que parte do corpo está afetada? O sangue. O sangue é a "sede da alma". Quem sangra "perde a alma". O sangue tem uma determinada pressão que expressa a dinâmica de uma pessoa. Extremo: desfalecimento, debilidade; contrário: atividade dinâmica. Pergunta: "Em que sentido me encontro fraco? Como se manifesta a minha falta de atividade?"

3. Que sintoma se manifesta? Aponte por escrito os acontecimentos físicos e observe a sabedoria da linguagem.

4. Em que momento se manifestou o sintoma pela primeira vez? Que mudança essencial da minha vida está relacionada com isso?

5. O que o alivia em nível físico? Mais exercício, esportes, atividade, duchas de água quente ou fria. Mentalmente: ampliar as experiências, expor-se aos efeitos da vida. Subir escadas tem mentalmente o efeito de aumentar a consciência. A massagem significa expor-se à pressão e fricção, encontrar o ponto correto (terapia de zonas). O que o alivia em nível mental? Enfrentar as tarefas da vida.

Atuar onde for necessário, não se abandonar, tornar-se realmente mais ágil. Quanto ao físico, qualquer tipo de atividade é conveniente. Não fugir das coisas, por muito desagradáveis que sejam, esclarecer situações conflituosas, enfrentar discussões quando são necessárias. Fisicamente significa também enfrentar o desagradável, não viver de forma fracionada ou parcial, pretendendo fazer somente o que é agradável.

6. A que coisas me obriga o sintoma? A tornar-me mais ativo, pois do contrário a minha circulação sanguínea abrandará cada vez mais.

OS SETE NÍVEIS DE UM SINTOMA

1. Antes de um problema aparecer como sintoma, manifesta-se como ideia, desejo, sonho ou fantasia.

2. Como segunda advertência aparece uma perturbação funcional, aparentemente insignificante e pouco grave. O problema torna-se visível ou notável em nível físico.

3. Se não se dá importância, produz-se uma aguda perturbação física, uma inflamação, uma ferida ou um pequeno acidente. O pedido de mudança é apresentado de maneira mais dolorosa.

4. Se essa chamada insistente não desperta a atenção, o processo inflamatório, agudo num primeiro momento, torna-se crônico. O organismo envia uma advertência permanente.

5. Se não se dá atenção à advertência permanente, produzem-se danos irreversíveis, alterações de órgãos ou câncer.

6. Se este último aviso não leva à mudança desejada, o desenvolvimento acaba, mais cedo ou mais tarde, em morte. A morte obriga a abandonar e oferece a possibilidade de ver a situação de um ângulo diferente e de mudá-la dentro do possível.

7. Se se perde esta oportunidade, pode haver outra encarnação, desta vez eventualmente sob condições mais difíceis. Começará um novo ciclo (carma) com um defeito físico, uma malformação ou uma perturbação congênita.

SINAIS QUE INDICAM QUE NÃO RESPEITAMOS A NOSSA PERSONALIDADE

Uma perturbação, um sintoma, não importa a zona que afete, é um sinal de que nos afastamos da nossa ordem. Deveríamos então dirigir as nossas observações para a nossa consciência, que é a principal fonte de experiência para verificar e compreender os processos da nossa vida, os nossos atos, pensamentos e sentimentos quanto à sua correspondência com a nossa própria personalidade. Também deveríamos interrogar-nos por que não atuamos refletindo o que realmente somos. Quando não há unidade no ser, produzem-se situações anormais como:

- O *vazio*, porque só nos pode faltar algo se faltar uma parte de nós mesmos.

- *Ansiedade*, visto que qualquer ansiedade significa a procura do próprio ser. Maus hábitos como o consumo de drogas, de álcool, excesso de alimentação, de vida sexual e de trabalho indicam que não estamos vivendo de acordo com o nosso verdadeiro eu.

- Os *temores* e preocupações aparecem se não nos aceitarmos e se, por conseguinte, não vivermos adequadamente.
- Enganar o nosso próprio eu e, portanto, não viver de forma adequada constitui um "pecado".
- Julgar, avaliar: ter uma opinião fixa. Acreditar ter cometido erros. Não saber perdoar.
- Ideias, expectativas.
- Padrões, programas, imagens, costumes: a imaginação. Fazer alguma coisa porque outra pessoa assim o quer.
- Estar contra: algo que nos incomoda no outro. O outro comete um erro. Algo deveria ser diferente (nós). Só nos pode incomodar no exterior o que está dentro de nós.
- Certas atitudes.
- Ser desonesto.
- Estar doente: o que é que me mortifica, ofende, fere, aborrece, pesa, dói ou me deixa agressivo?
- Em que contexto nos negamos ou rejeitamos a nós próprios? A vida, as circunstâncias.
- Viver no passado/futuro; viver fora do seu tempo.
- Estar preocupado.
- Perceber uma carência.
- Não se sentir livre.
- Querer ser diferente.

- Ter necessidades, desejar ser o centro das atenções.
- Experimentar antipatia por alguém: Por quem? Por quê?
- Desejar algo; o quê, por quê?
- Levantar problemas.
- Não poder viver em paz.
- Ter medo.
- Precisar de adaptação.
- Ser insensível.
- Ter falta de sinceridade.
- Sofrer ansiedade.
- Ser mal-agradecido.
- Não permitir alguma coisa por mero convencionalismo.
- Conter-se em vez de atuar.
- Ter peso a mais; estou arrastando coisas erradas, algo me está pesando.

Portanto, devemos voltar à "inocência", livres de avaliações, sem pensamentos dualistas de "bem e mal".

São os pensamentos que produzem medo, preocupações e temores. No entanto, poderemos constatar que o medo desaparece quando realmente sucede alguma coisa. Porque o medo só existe no nosso pensamento.

O que entendemos como pensamento é a reflexão sobre o que já pensei, vivi ou ouvi anteriormente. O problema é que no momento da reflexão não podemos viver/ver a vida, porque estamos vendo e vivendo imagens do passado ou do futuro. Não podemos ser nós próprios, porque os pensamentos sobre o passado e o temor do futuro impedem-nos de viver esse preciso momento presente.

COMO SER EU MESMO?

O homem fez as maiores descobertas, mas esqueceu-se de conhecer o que lhe é mais próximo: ele próprio. Não interessa aonde chegaremos no mundo; só podemos nos encontrar quando empreendermos o caminho para o nosso interior. A porta para o interior está sempre aberta e lá dentro espera-nos o eu. Só quando chegarmos à união conosco mesmos irá despertar a verdadeira consciência de si próprio e viveremos em harmonia com toda a Criação.

O que é que podemos fazer para sermos realmente nós mesmos? Há um caminho de verdadeira aprendizagem que exige que venhamos a ser o nosso próprio "mestre espiritual". Os primeiros passos nesse caminho são:

1. Reconhecer que existimos de verdade e que o correto é sermos nós próprios. Reconhecer que sofremos o suficiente pelo fato de estarmos interpretando um papel em vez de sermos nós próprios.

2. Demonstrar disposição para o reconhecimento pessoal e a mudança, apesar de ser mais cômodo comportar-se da maneira que o ambiente quer. Recordemos: "Quem quer chegar à fonte tem de nadar contra a corrente".

3. Descobrir momentos regulares de reflexão.
   Devemos perguntar sucessivamente: "Por que faço isto?",

"Sou realmente eu?", "Desejo fazer realmente o que faço?", "Sinto-me bem com isso?", "Faz-me sentir feliz?", "Posso responder afirmativamente a isto?". E, sobretudo: "Leva-me mais próximo de mim mesmo?"

4. Cultivar a coragem de defender o nosso próprio eu, para afirmarmo-nos em nossa individualidade, desmontando e mesmo destruindo a imagem que os outros têm de nós. É preciso coragem para admitir a própria imperfeição aparente, embora todos neguem que isso revele coragem e digam que, pelo contrário, é dar um passo atrás. Deve-se reconhecer que, na realidade, se trata de uma aproximação com a própria individualidade. É indispensável não se deixar afastar pelas necessidades e expectativas do meio. Deve-se ter a coragem necessária para continuar com firmeza o "caminho" pessoal, mesmo que os outros considerem que é uma teimosia. Perante isto, é importante observar a "linguagem dos sintomas", tal como a "linguagem das funções vitais". Desenvolva a sua coragem para conseguir abandonar a sua posição "ideal" e converter-se em si mesmo, realizando o seu autêntico eu, para conseguir ser "ideal".

5. Deixar de tentar parecer alguém que cumpriu todas as suas aspirações e já não deseja mais nada, quando na realidade ainda se tem desejos. Deve-se aprender a não queimar etapas para "chegar à meta", mas a desfrutar do caminho. Um desejo indica que ainda falta algo para a felicidade. Reconheça a carência existente em si mesmo e tente abandonar a vaidade de surgir perante os outros como uma pessoa totalmente realizada, quando ainda não o está.

6. Tentar oferecer às pessoas um interesse verdadeiro, uma atitude benevolente de amizade e amor. Ser aberto e gostar

das pessoas, mas sem se enganar e sendo totalmente sincero, fugindo de falsos sentimentos.

7. Reconhecer que o desejável é ser paciente. Mas se pretendemos ser pacientes quando na verdade não o somos, tornarmo-nos, pelo contrário, muito mais impacientes. Ao forçar uma situação, falseando-a, acentua-se um desequilíbrio do ser, situando-nos assim em desarmonia com o eu. É igualmente desejável ser tolerante e aceitar qualquer pessoa tal como é sendo compreensivo, inclusive, em aspectos que pessoalmente não entendemos muito bem. Mas deveríamos vencer a ambição de sermos tolerantes enquanto não o formos de verdade. Devemos deixar de interpretar papéis, mesmo que estes pareçam ideais.

Só desta maneira se pode ir serenamente pela vida e conseguir satisfação com o obtido. Uma pessoa pode sentir-se a salvo ao estar consciente do próprio eu.

> Quando nascemos tudo era alegria e amor. Sabíamos ainda quem éramos, conhecíamos o nosso verdadeiro significado e sentíamo-nos o centro do mundo. Tínhamos então ainda a coragem de dizer o que queríamos e de mostrar abertamente os nossos sentimentos. Tínhamos então ainda a coragem de sermos "nós mesmos". Isto e só isto é a verdade e a realidade, todo o resto é um papel aprendido.

Se algum dia o seu corpo voltar a enviar-lhe uma mensagem na "linguagem dos sintomas", compreenda-o e saberá o que fazer.

Cada sintoma é um convite a voltar-se para o interior de si próprio e dar ao corpo a resposta acertada em face da sua mensagem. O sintoma desaparecerá logo que tenha encontrado a boa resposta. Você reconhecerá que o seu corpo é um bom amigo que lhe pede ajuda no seu idioma para que possa servi-lo até que tenha cumprido a sua tarefa na vida.

Nas páginas seguintes você encontrará uma lista pormenorizada de doenças/sintomas e a decodificação da mensagem que o seu corpo lhe preparou na "linguagem dos sintomas".

OS SINTOMAS MAIS IMPORTANTES DE A A Z E SUAS CORRESPONDÊNCIAS MENTAIS

Achaques da velhice	Tarefas vitais por resolver, incapacidade para compreender que se tem de abandonar muitas coisas, consequências de experiências da juventude.
Acidentes	Perda do equilíbrio, deslize por um caminho incerto, sensação se ser posto à parte, falta de harmonia comigo mesmo.
Acne	Dificuldades em lidar com os outros, conflito corporal, falta de clareza na forma de pensar.
Alcoolismo	Procura de "si mesmo", sentimento de excessiva responsabilidade, falta de coragem para enfrentar os problemas da vida.
Alergia	Hipersensibilidade, agressão, rejeição, inibição da agressividade, medo da vida.
Alopecia (queda do cabelo)	Fadiga, falta de força vital, carências alimentares, alma pesada.

Amigdalite	Já não posso tolerar certas coisas, sinto-me incompreendido. Devo expressar a minha singularidade.
Anemia	Debilidade do eu, falta de interesse, diminuição da vontade.
Angústia	Consciência estreita, tarefas vitais por resolver, falta de autoconsciência.
Anorexia	Querer estar livre de todo o mal, inferioridade, materialismo. Ideais elevados, rejeição de relação e, simultaneamente, apego.
Apoplexia	Um aspecto vital desfaleceu, incapacidade, indiferença emotiva, cegueira funcional, rejeição.
Ardor no estômago	Rejeição, agressão, enfado, confronto com uma situação desagradável, desalento.
Artrite	Falta de mobilidade, rigidez, teimosia, falta de calor, normas restritas e limitações.
Artrose	Deformação psíquica, deformação do próprio ser, postura incorreta, peso.
Asma	Pretensão inibida de domínio, restrição ou supressão da agressividade, desejo insatisfeito de liberdade.
Atrofia muscular	Perda da capacidade para atuar, recusa de resolver tarefas e problemas, medo do fracasso e suas consequências.

Cabeça (dor de)	Tensões, demasiada reflexão e hiperatividade mental, ambição excessiva, desejos que passam dos limites.
Cãibras	Falsa posição mental e psíquica, parcialidade, ambição excessiva, gostar demasiado, comportamento obstinado e crispado.
Câncer	Situação pessoal subordinada, defesas reduzidas, isolamento interior, excessivo desenvolvimento de sentimentos negativos.
Cáries	Falta de solidez, de dureza e de substância. Iludir as dificuldades, fugir dos problemas em vez de resolvê-los.
Cataratas	Perturbação do metabolismo, falta de exercício mental, opiniões rígidas. Convite a participar e a propiciar a participação dos outros.
Cegueira	Convite a reforçar o "ponto de vista espiritual", ver a realidade com os "olhos interiores".
Ciática	Sobrecarga de responsabilidades. Falta de confiança em si próprio.
Circulação (problemas de)	Falta de energia e motivação, desinteresse, rejeição ou indiferença, tédio, recusa a admitir responsabilidades.
Colite	Medo de defender a opinião própria, falta de capacidade para se fazer respeitar, desejo de evitar conflitos.

Conjuntivite	Falta de disposição para enfrentar um conflito, sobrecarga, tendência para con tra dizer, para se opor.
Constipação	Convite a ocupar-se mais de si mesmo, a ser mais tolerante, a não deixar entrar nada estranho ou errado.
Costas (problemas das)	Falta de firmeza e de autoconfiança. Frustração, temores, preocupações.
Dependência (em geral)	Ânsia por se encontrar a si próprio. O tipo de dependência mostra a qualidade da ansiedade; falta autoconsciência.
Depressão	O que foi suprimido provoca uma baixa da pressão. Não sou "eu mesmo", não permito o livre curso dos meus sentimentos, na realidade não vivo.
Desfalecimentos	Sentimentos de impotência, incapacidade geral para agir, fuga para a irresponsabilidade, querer fugir de uma situação, sobrecarga.
Diabetes	Incapacidade de amar sem compensar, decepção, sentir-se indigno. Convite para amar-se mais a si próprio, a des frutar da vida.
Diarreia	Temores, incapacidade ou falta de vontade para enfrentar a vida, falta de flexibilidade.

Disfagia	Falta de disposição para aceitar determinadas circunstâncias, rejeição dos fatos.
Doença de Still	Sensação de estar sendo muito exigido. Posição mental negativa perante o trabalho. Sentimento de ser explorado e de estar sobrecarregado.
Doenças infantis (em geral)	Processo de adaptação ao mundo, indícios de amadurecimento, de enfrentar as circunstâncias concretas.
Dores (em geral)	Inegável aviso para levar em conta uma mensagem do corpo, mas também uma oportunidade para a transformação. Sinal de congestão ou bloqueio.
Dores menstruais	Rejeição da feminilidade, falta de abertura ao novo, medo das responsabilidades. Convite para deixar de lado a estreiteza da consciência.
Dores na nuca	Indícios de obstinação, teimosia, insistência, imobilidade mental. Deve-se ser mais tolerante e paciente.
Enfarte cardíaco	Por culpa de bloqueios internos, a vida já não pode fluir livremente, dá-se excessiva importância ao intelecto. Deve-se escutar mais o coração, os seus sentimentos.
Enjoo em viagens	Falta de disposição ou capacidade de se soltar; vontade inconsciente de querer controlar tudo, sentimento de estar à mercê de algo, de não poder escapar.

Enurese noturna	"Chorar com a bexiga", protesto contra um tratamento incorreto e dificuldades, sobrecarga, pressão interior.
Erupções cutâneas	Convite a ocupar-se mais de si mesmo. Algo está irritando e já não se pode suportar por mais tempo.
Esclerose múltipla	Isolamento por endurecimento, pretensão de dominar. Rejeição de aspectos da própria maneira de ser.
Esterilidade	Falta de disposição para renunciar a uma parte da minha liberdade; medo da responsabilidade; a razão e os sentimentos estão em desarmonia, prevalece o desacordo.
Estrabismo	Convite para pensar com maior flexibilidade, para reconhecer a realidade por trás das aparências.
Estresse	Tentativa vã de render mais do que se pode num determinado tempo, falsa ambição, perfeccionismo.
Febre do feno	(Ver Alergia)
Flatulência	Confronto com coisas indigestas, pressão interior por resistência, falta de tolerância.
Fraturas ósseas	Rigidez geral, falta de elasticidade, "rompi" com algo passado; novo começo.

Frigidez	Excessivo controle e domínio sobre si mesmo, padrões de comportamento inconscientes e omitidos, recusa, não querer ser "inferior".
Gagueira	Medo das emoções acumuladas, sensoriais e físicas. Desejo de controle. Deve aprender a aceitar-se a si mesmo.
Gastrite	Enfado, ira, medo, agressividade, pressa, falta de tempo para "digerir" algo, desacordo, conflitos "engolidos".
Glaucoma	Pressão interior causada por bloqueios emocionais, depressão profundamente arraigada, tarefas pendentes por se fugir delas, falta de relaxamento.
Gota	Consciência inflexível. Convite abandonar um modo de ser autoritário e dominante, a voltar-se para si mesmo.
Gravidez (transtornos da)	Medo das mudanças e das suas consequências, apego ao antigo e conhecido, falta de disposição para conhecer um novo âmbito do ser.
Hematomas	Excesso de docilidade. Suscetibilidade a ser ferido. Irritabilidade. Falta de confiança em si mesmo.
Hemeralopia (cegueira noturna)	Convite a mudar a visão das coisas, abrir os olhos perante a vida, ver tudo sob outro aspecto.

Hepatite	Ofensas e agressões que são suportadas sem protestar. É preciso aprender a "exteriorizar-se", a defender-se e a "expressar-se".
Hérnia inguinal	Não estou em condições de enfrentar a pressão e a carga. Algo em mim "se quebrou". Tendência para o autocastigo, arrogância.
Herpes	Conflitos internos agudos, descontentamento ou agressões, tensões psíquicas.
Hipertensão	Dinamismo excessivo, agressividade suprimida, sentimentos dominados, ambição, falta de flexibilidade.
Hipertireoidismo	Supressão de sentimentos agressivos e negativos; estado de alarme ou hiperatividade interna, constante "preparação inconsciente para o combate".
Hipotensão (pressão baixa)	Falta de capacidade para enfrentar os conflitos. Falta de dinamismo e de atividade. Fuga dos problemas ou de situações incômodas.
Impotência	Medo, obrigação de rendimento, sentimentos de culpa, inexperiência, expectativas injustificadas, insegurança, falta de compreensão.
Infecções (em geral)	Conflitos inconscientes agudos. Convite para enfrentar uma tarefa, decidir e ser consequente.

Inferioridade (sentimentos de)	Crença de não ser digno de ser amado, falta de amor para consigo mesmo, imagem pessoal negativa. Convite para reconhecer a verdadeira personalidade.
Insônia	Medo, "imagem artificial de si mesmo", vontade de controlar, circunstâncias inadequadas (cama, ruídos, temperatura). Deve-se aprender a dar-se, a entregar-se.
Mania de limpeza	Sentimento de uma culpa real ou imaginária; desejo de "lavar as mãos", má consciência; obrigação de "corrigir" algo.
Miopia	Medo do mundo exterior, obrigação de vencer, estresse, falta de "visão". Inibição para manifestar abertamente medo e agressividade.
Náuseas e vômitos	Desejo de que algo não tivesse ocorrido. Sentimentos de repugnância, resistência, rejeição.
Nervosismo	Medo, estresse, sobrecarga, medo das consequências de certos atos, alimentação incorreta, pressão interior, falta de tranquilidade e de serenidade.
Nevralgias	Quando exigimos demasiado de nós próprios na obrigação de servir, mas com uma revolta constante contra o próprio comportamento. Choque de ideais, medo das consequências.

Obesidade	Vazio interior, necessidade de amor, desejo de carinho, debilidade do eu, imagem errada de si mesmo.
Ordem exagerada (compulsão à)	Falta de segurança. Desejo de reconhecimento pelo mérito.
Otite	Conflito interior não encarado e, consequentemente, indocilidade. Convite para escutar-se a si mesmo. Dá-se demasiada importância aos desejos dos outros.
Paralisia (em geral)	Medo profundo, rigidez mental e psíquica. Não permito o desenvolvimento do meu ser. Bloqueio sentimental, pressão interior.
Parkinson (síndrome de)	Um ser movido por forças contrárias. Situação conflituosa sem esperança de solução; desejo de desfazer-se de algo.
Parodontia	Falta de firmeza interior, volubilidade de sentimentos, incapacidade para se impor, falta de confiança original.
Parto (prematuro)	Recusa inconsciente e calada, evasão das responsabilidades, medo da mudança.
Parto (tardio)	Desejo excessivo de possuir o filho. Recusa da independência do filho.
Presbitismo (vista cansada)	Raiva e enfado retidos que não são e não podem ser exteriorizados; tendência para fazer constantemente "vista grossa", endurecimento da posição mental.

Problemas auditivos	Convite para observar os finos matizes da vida. Obstinação em querer escutar.
Próstata (afecções da)	Sinal de pressão interior. Já não posso atuar como "homem completo" do modo que desejava. Tenho de deixar de querer cumprir com expectativas.
Prurido	Algo está "me incomodando", convida-me a ocupar-me de mim mesmo. Sinto-me desatendido, preciso de proximidade e contato.
Psoríase	Procura de afeto, medo de ser ferido, couraça protetora. Convite a sair da carapaça.
Reumatismo	Impulsos agressivos provocam tensões musculares; acumulação de ira, enfado, agressões, amargura, ânsia de vingança, bloqueios internos.
Rouquidão	Estupefação, sentimento de impotência, sensação de não ter nada a dizer, conflitos internos.
Transtornos digestivos	Superalimentação mental, incapacidade ou falta de vontade para digerir críticas, agressões, não saber dar.
Transtornos menstruais	Descontentamento com o seu próprio papel social, teimosia, falta de disposição para entregar-se.

Trombose	Um problema localizável com precisão bloqueia o livre fluxo da vida; opiniões estagnadas, ponto de vista fixo.
Varizes	Obstinação perante certas posições, falta de capacidade para transigir e acomodar-se a situações mutantes. Falta de energia.
Vertigens	Falta de equilíbrio interior, sensação de receber pouca atenção da parte dos outros. Falta de confiança em si mesmo.
Zoster	Necessidade de contato e recusa do mesmo. Medo, desconfiança, círculo vicioso mental e sentimental.

OS SINTOMAS MAIS IMPORTANTES DE *A* A *Z* E O QUE É PRECISO FAZER

ACHAQUES DA VELHICE (em geral)

Os achaques da velhice indicam problemas e tarefas vitais sem resolução. O sintoma indica de que se trata. A doença não é inevitável na velhice se uma pessoa aprender algumas lições no decorrer da vida. Uma tarefa particular da velhice é a de esquecer incômodos, medos, decepções, ofensas e deixá-los relegados para o seu próprio passado, tal como a obstinação e as expectativas desmesuradas. Quem vive a sua velhice desta maneira torna-se com a idade cada vez mais livre e ligeiro e, por último, pode soltar também a própria vida com toda a facilidade para voltar ao incorpóreo.

Mas, até então, dever-se-ia aproveitar a oportunidade que a velhice nos dá: estar livre de obrigações profissionais e objetivos materiais, de desejos corporais e até da crítica do meio. Em suma, estar livre do exterior para se dedicar ao interior, a si mesmo. Na velhice temos tempo para experimentar ativamente o nosso interior, terminar de dar forma ao nosso caráter e deixar que o saber se transforme em sabedoria. Podemos aceitar conscientemente as últimas lições, cumprir as últimas tarefas que a vida nos oferece. Na medida em que o corpo já decaiu no exterior, podemos adquirir beleza interior, juventude e vivacidade interiores.

Durante os anos que nos restam podemos avançar conscientemente pela vida. O passado individual pode ser ajustado e o sentido dos acontecimentos guiará quem quiser aprender com eles. Pode-se finalmente desfrutar da alegria pelo conseguido e tem-se a possibilidade de fazer o que falta para alcançar uma vida plena. O que ainda não está esclarecido pode esclarecer-se, tem-se ainda a oportunidade de perdoar o que ainda não se tinha perdoado e de se desprender de algumas coisas às quais se estava agarrado. Afastar-se da superfície para chegar à substância profunda.

Podemos assim superar-nos cada vez mais na velhice, podemos manter uma vontade flexível e um coração jovem e, sobretudo, enriquecer-nos cada vez mais espiritualmente. Podemos ser modelo para os outros e para nós mesmos e cuidar da nossa vida como se fosse uma obra de arte. Por último, podemos ser uma oportunidade para que os nossos filhos e netos vejam em nós uma qualidade viva e luminosa.

Também devemos ajudar outros velhos a reconhecer a etapa final como uma oportunidade limitada, sim, mas com possibilidades diferentes.

A vida é aceita, por fim, com gratidão, como um presente, e cada minuto é desfrutado com total consciência. Quem procura encontra a "fonte da juventude, a consciência", experimenta o rejuvenescimento a partir do interior e, finalmente, o seu "nascimento espiritual". Quem reconhece quem é na realidade e vive o seu verdadeiro eu pode, quando chega o momento da morte, abandonar a vida tão tranquila e serenamente como caminhou através dela.

ACIDENTES

Todos são plenamente responsáveis pelos seus atos e pela sua vida. As consequências manifestam-se nas suas condições vitais. Assim, também um acidente pode ser causado ou procurado por nós mesmos, embora na maioria dos casos de maneira inconsciente, para provocar um determinado efeito e resolver, com isso, a correspondente energia. Analisando o desenvolvimento do acidente, reconheceremos também o problema que o provocou.

Talvez tenhamos perdido o *equilíbrio* ou tenhamos escorregado, tenhamos *perdido o controle ou o domínio* sobre algo, saindo por isso do caminho. Ou *já não (nos) conseguimos frear.* Como na estrada, também na vida podemos *sair do caminho* ou *derrapar*, perder o *equilíbrio, descarrilar* ou *atropelar alguém.*

Se num acidente já não consigo frear a tempo, isto indica que na minha vida também acelerei tanto (uma situação, um desenvolvimento) que estou colocando em perigo a minha própria pessoa. Talvez também me arrisque na vida a avanços desnecessários, ou *não esteja precavido para* algo e, então, outra pessoa tem de *tirar o carro da valeta.*

Se estivermos atentos a todos os comportamentos, observamos que o caminho da nossa própria vida já não é o acertado. Pode ser a nossa profissão aquilo de que já não gostamos, mas continuamos a exercê-la porque ganhamos bem; ou a relação conjugal que deixamos que continue por comodismo ou covardia, embora esteja vazia de conteúdo há muito tempo. Assim, um dia vem um acontecimento externo que nos obriga a uma *saída da estrada.*

Mas esse *acontecimento externo* é o reflexo da verdadeira problemática. A verdade é que a *lei da ressonância* procura, de maneira confiável, que cada um só possa ser confrontado com o efeito que provocou o fato necessário em si mesmo. No entanto, há sempre algo que parece influir na pessoa a partir do exterior. Então, a maioria das pessoas consideram-no a causa. Mas do mesmo modo que as causas de um quadro não são a tela, as pinturas e o pincel, o bêbado que nos atropelou não é a única causa do acidente, embora pensemos que sim. Se sofremos, sofremos por causa de nós próprios, da nossa maneira de ser, com cujas consequências a vida nos confronta. Somos sempre o autor e vítima numa pessoa, mas, muitas vezes, falta a *vista* para reconhecer ambas as coisas como uma só.

Se compreendermos desta maneira o desenvolvimento de um acidente, encontraremos também as indicações quanto à causa real, ao problema que se encontra por trás, e poderemos evitar outros posteriores. A tarefa da vida torna-se clara, tal como a oportunidade de ver a realidade por trás das aparências e obter novos conhecimentos que nos ajudarão a ser, cada vez mais, nós mesmos.

ACNE

A acne não é só um mal da puberdade; afeta cada vez mais pessoas adultas entre os 30 e os 40 anos e pode surgir até quase aos 55 anos. As causas puramente físicas da acne residem numa função exagerada das glândulas sebáceas e dos poros, que são tapados por células queratinosas e deixam de cumprir o seu papel. Na variante mais inócua, os poros estão abertos e conhece-se o problema pelo nome de "espinhas". Tudo se torna mais difícil quando se formam trombos de células queratinosas debaixo da pele, que não encontram qualquer saída. Em pouco tempo, são colonizados por bactérias ao mesmo tempo que anexam outras massas de células queratinosas até se inflamarem, supurarem e virem à superfície. Depois da sua cura podem ficar cicatrizes que, em alguns casos, nunca desaparecem.

Esta afecção e a forma como aparece e se desenvolve é programada geneticamente. Não se pode prevenir a acne considerando somente aspectos físicos. Mesmo a renúncia aos doces, à comida com gorduras, assim como um comportamento diferente, não poderão evitar a acne.

A pele é a parte externa do nosso corpo, o nosso órgão de contato com o mundo exterior. As impurezas da pele indicam, portanto, "dificuldades de contato" no seu sentido mais amplo. Observa-se que a acne costuma manifestar-se quando se começa a relação com o sexo oposto, quando começa a procura de uma maneira de contato nova na puberdade. Neste período, o nosso corpo obriga-nos ao confronto com a nossa própria sexualidade, que está a despertar. Não estamos preparados para isso, e os pais e amigos, em geral, não dão muita ajuda nesse período.

Por causa de ideias e expectativas erradas e falta de educação sexual, produzem-se mentalmente associações entre o sexual e o "impuro". Tudo o que é sensual é suprimido, rejeitado como "sujo". Segundo a lei de que "tal como é o interior, assim é o exterior", estas impurezas manifestam-se na pele, o órgão de projeção dos nossos contatos.

Ao mesmo tempo, essas impurezas consideradas repugnantes protegem "o portador" do confronto com a sexualidade, porque dificulta a vivência dos seus desejos sexuais por repelir o eventual parceiro, mesmo que seja só na própria imaginação.

A acne afeta mais as mulheres. A que isso se deve? Os homens têm uma tendência mais forte para viver a sua sexualidade, para aceitá-la e expressá-la com menos amarras que as mulheres, embora muitas vezes, a princípio, o façam um pouco torpemente. Mas também é verdade que se um homem sofre de acne, a afecção costuma apresentar-se com mais força, pois o desejo sexual do homem na puberdade costuma ser mais intenso que o da mulher e, com isso, as reações nos casos problemáticos são também mais fortes.

As crianças não têm problemas com a acne, pois a função das suas glândulas sebáceas é nessa idade muito limitada. Em nível psíquico e mental, os bebês e as crianças também não têm problemas com a sexualidade, porque vivem de maneira aberta e alegre até serem restringidos no seu ser pelos adultos e pela a sua "educação". As limitações através da moral vigente criam as condições para as dificuldades com a sexualidade, que em muitos casos propiciam essa alteração da pele que é a acne.

Os médicos receitam atualmente e com bastante êxito às moças a pílula anticoncepcional para a acne, porque simula para o corpo uma gravidez. Desta forma, parece já se ter produzido o que a adolescente teme em segredo e o confronto torna-se supérfluo.

Outro remédio eficaz contra a acne são os banhos de sol, e a razão também é evidente. Para apanhar sol desnuda-se o corpo, tem de se aceitar de certo modo o seu físico, tirar o invólucro protetor das roupas. Este é o primeiro passo para enfrentar a sexualidade. Assim, abrimo-nos para o "calor" que nos falta.

A acne é uma doença da pele, inócua e não contagiosa, mas que deixa cicatrizes, não só no corpo como também na alma. O conflito produz-se porque o corpo desenvolve, de repente, uma forte sexualidade que gostaria de viver e à qual a mente se opõe. Estas duas forças opostas podem chegar quase a destroçar uma pessoa, até ela se dar conta de que o aparentemente sujo não existe, porque a sexualidade é um importante fator natural do desenvolvimento do ser humano. É seu dever integrar também esse aspecto na sua vida e estar em harmonia com ele.

O que é preciso fazer

A acne é um chamamento da vida para nos admitirmos tal como somos. Reconheça: "Estou em ordem como sou agora, a vida quer que seja como sou. Posso entrar em contato abertamente com o meu meio e defender-me. Já não quero ser diferente, 'mais puro', e aceito-me a todo momento tal como sou, porque é a forma mais pura da realidade que posso cumprir atualmente."

A acne desaparece se os poros estiverem "abertos" e se nos permitirmos ser tal como somos.

ALCOOLISMO

Na nossa sociedade, a droga "álcool" está assumindo uma importância cada vez maior. Nos últimos 25 anos, o consumo de bebidas alcoólicas aumentou continuamente e, por isso, também aumentaram os prejuízos provocados pelo seu consumo. O alcoolismo pode ser considerado, com razão, um dos problemas sociais mais importantes.

Nestas circunstâncias, é incompreensível que o consumo de álcool seja não apenas tolerado como estimulado. Nas visitas, nas festas, recebem-se reiteradas exortações para beber, para beber "só mais um copinho", e uma recusa provoca quase sempre "piadas". Propicia-se tanto o consumo de álcool que estamos expostos a constantes tentações para beber. Mas se sucumbimos e caimos no alcoolismo, o panorama muda: uma pessoa encontra-se de repente totalmente sozinha e a mesma sociedade que a induziu a beber já não quer ter nada a ver com alguém que tem esse hábito. Considerada então uma pessoa com vontade frágil, sem caráter e viciada, sem amigos, só terá então companheiros para beber, mas não amigos. Todavia, desde há muito tempo a ciência explicou de maneira convincente que o alcoolismo é realmente uma doença. Portanto, o alcoólatra não precisa da nossa condenação, mas da nossa ajuda, pois por si só não pode libertar-se da sua dependência. Nessa situação, particularmente os familiares e amigos podem intervir de maneira benéfica.

Embora não esteja ainda totalmente esclarecido como se produz o alcoolismo, sabemos que algumas características genéticas poderão ter um certo papel. Cerca de 12% das pessoas parecem ser imunes ao alcoolismo, embora bebam de vez em quando álcool em excesso. Podem deixá-lo quando quiserem. Outros convertem-se em alcoólatras. No entanto, existem vários tipos de alcoólatras, que Jellinek distingue assim:

O ALCOÓLATRA ALFA

Quando bebe álcool, este tipo de alcoólatra experimenta um efeito satisfatório que lhe facilita o que tiver a fazer. Em consequência dessa experiência "positiva" num primeiro momento, recorre cada vez mais ao álcool em casos de conflitos ou preocupações e desenvolve uma certa dependência psíquica. Ao fim de algum tempo, já não lhe é possível prescindir do álcool e dominar a sua vida sem a ajuda do seu efeito "benéfico", que lhe retira a insegurança e inibições.

O ALCOÓLATRA BETA

Trata-se do tipo de bebedor habitual que, em sociedade, procura e aproveita cada possibilidade para consumir álcool. Como o efeito "agradável" se produz cada vez mais tarde, o alcoólatra aumenta progressivamente a quantidade de bebida que ingere para conseguir o efeito desejado. Esse consumo de álcool torna-se imprescindível em pouco tempo e o doente sofre consideráveis danos físicos secundários.

O ALCOÓLATRA GAMA

O alcoólatra gama, além da fase inicial do "bebedor por alívio", acaba por ser incapaz de dominar a sua vida sem recorrer ao álcool. As cargas emocionais, particularmente, já não podem ser controladas sem o álcool que se converte, para o alcoólatra, num "medicamento" indispensável para se tranquilizar e estar à altura das circunstâncias. Devido ao consumo constante, a tolerância do bebedor ao álcool vai aumentando, pelo que é necessário ingerir cada vez maiores quantidades para obter o efeito desejado. Contudo, recusa ser considerado como alcoólatra, pois não bebe por prazer.

À medida que o tempo passa, a pessoa com este vício cairá muitas vezes na total embriaguez e um certo dia já não se recordará do que fez quando se encontrava nesse estado. Mais tarde, isso acontecerá mesmo com um consumo relativamente reduzido de álcool, e ele cometerá ações ou dirá algo que *a posteriori* não poderá recordar.

Para evitar a crítica do meio, converte-se, progressivamente, em bebedor secreto. Procura esconderijos para as suas provisões de álcool e dá-se conta de que os seus pensamentos giram cada vez mais vezes em torno da bebida.

Toma consciência do seu comportamento particular e beber provoca-lhe sentimentos de culpa, pelo que evita falar do álcool. Por este motivo, isola-se ainda mais e torna-se solitário.

No entanto, este tipo de pessoa mal chama a atenção na nossa sociedade. Impressiona como um ser aberto e tolerante, mesmo sociável. É elogiado pela sua "resistência" ao álcool. E, no entanto, já perdeu há muito tempo o controle sobre o seu consumo e começam a afetá-lo conflitos de tipo social. A grande tensão e o sofrimento levam-no, uma e outra vez, à tentativa de "beber de maneira controlada". Às vezes consegue mesmo prescindir do álcool durante algum tempo, ou pelo menos limitar o seu consumo. Ao beber, impõe a si próprio determinadas regras que no fim será incapaz de cumprir. A perda do controle implica uma diminuição constante do sentido do seu valor e um "enfraquecimento do eu". Para compensar isso, refugia-se num comportamento agressivo ou na autocompaixão.

Entretanto, o corpo reage a essas tentativas de limitar o consumo de álcool com sintomas que denotam um processo de desintoxicação durante os períodos em que interrompe a bebida, que se traduz em intranquilidade, tremor e suores, pelo que volta a utilizar o "medicamento". E assim se passa à fase crônica. Agora, a tolerância ao álcool reduz-se rapidamente e bastam quantidades mínimas para produzir a embriaguez e, por último, a deterioração prematura do corpo e a decadência intelectual.

O ALCOÓLATRA DELTA

Este tipo de alcoólatra desenvolve uma importante dependência física e, por isso, a pessoa sente-se obrigada a beber constantemente uma determinada quantidade de álcool para evitar os penosos sintomas da desintoxicação.

O ALCOÓLATRA ÍPSILON

O alcoólatra deste tipo mostra, quase regularmente, períodos de humor depressivo, muita irritabilidade e os seus pensamentos giram de forma obsessiva em torno do álcool. O consumo de álcool causa-lhe uma rápida perda de controle. Depois da ressaca e do arrependimento segue-se um período em que não prova sequer uma gota de álcool. Parece que a sua antiga necessidade se esgotou para sempre e que a pessoa rompeu qualquer relação com a bebida. Não se deve ter ilusões... a recaída é bastante comum.

As possíveis consequências:

- degeneração das células e morte dos neurônios;
- danos cerebrais permanentes, bem como atrofiamento do cérebro;
- o fígado sofre graves danos;
- os vasos sanguíneos inflamam-se resultando em arteriosclerose;
- os rins são danificados e atrofiam-se;
- as articulações deixam de funcionar corretamente;
- tremor das mãos, a princípio ligeiro e depois mais forte;
- nevrite, polinevrite (afecção inflamatória degenerativa dos nervos);
- gastrite crônica;
- impotência.

Em resumo

O alcoolismo indica que:

- Ainda não encontramos "a nós próprios", porque qualquer dependência é uma procura do próprio eu. Vivemos na carência de nós mesmos e essa carência causa insegurança, intranquilidade, insatisfação. Experimentamos a carência como vazio interior e tentamos preenchê-la ou, pelo menos, esquecê-la. O álcool faz-nos esquecer a carência, mas a seguir entra de maneira ainda mais forte na consciência, porque não devemos esquecer, mas cumprir.

- Sentimos que se nos exige demasiado, pensamos necessitar de ajuda. Bebemos para conseguir coragem ou serenidade. Somos muito (ou muito pouco) sentimentais e as nossas emoções não estão em harmonia.

- Vivemos também carentes de espiritualidade, porque o álcool é consequência de algo "espiritual"; tentamos eliminar a carência a nível material em vez de fazê-lo no nível correto. Tentamos afogar as nossas preocupações no álcool e também suportar o que é muito difícil de suportar. Não queremos "sofrer" as coisas tal como são.

- Não somos os protagonistas das nossas próprias vidas.

- A nossa potência está paralisada, porque não tratamos as nossas próprias vidas de maneira positiva, não empregamos a nossa criatividade para resolver os nossos problemas. Portanto, não fizemos os nossos trabalhos de casa na "escola da vida" e agora estamos tendo "aulas de recuperação".

- O nosso ambiente deixa-nos sós e convida-nos a fazer o que é correto por nós mesmos.

- As nossas articulações tornam-se rígidas porque nos tornamos inflexíveis aos nossos problemas.
- O fígado está carregado porque perdemos a nossa "medida interior".
- Os rins estão sobrecarregados porque iludimos a confrontação com os outros, com as preocupações, os problemas, as pessoas que entram em dificuldades por nossa culpa. Os rins são, ao mesmo tempo, um dos nossos órgãos simbólicos para a relação de casal.
- Ao ingerir álcool entramos em outro estado de consciência, em que já não somos incomodados por nenhuma "medida", e nesse espaço podemos ser "desmedidos".
- Pretendemos ter uma vida mais agradável, em vez de torná-la agradável a nós próprios através da ação.

O que é preciso fazer

Não há uma verdadeira cura para o alcoolismo. No entanto, é possível detê-lo se nunca mais se voltar a beber uma única gota de álcool. Naturalmente, isto exige uma motivação muito elevada e um tratamento de desintoxicação. O alcoólatra tem de sentir a necessidade do tratamento e desejá-lo. Só pode ter êxito se estiver disposto a voltar a assumir a responsabilidade de si mesmo e deixar de transferi-la aos outros. Se conseguir isso por si mesmo, pode juntar-se a um grupo de auto-ajuda. Aí encontrará a segurança imprescindível para evitar a recaída.

Verifique em que ocasiões ou situações bebe ou se sente inclinado a beber. Esta importante observação dá-nos indícios para compreender que aspectos ou cenários se querem evitar, o que é que não se deseja ver. Reconheça: "Não preciso de ajuda do exterior. Posso e devo encontrar a segurança dentro de mim mesmo. Sou suficientemente bom e basto-me a mim próprio. Se sou 'eu mesmo', estou satisfeito, encontro a paz no meu interior."

Reconheça que não existem problemas sem solução, porque cada tarefa da vida se adapta à nossa capacidade para resolvê-los.

Quem reconhece e cumpre o sentido da vida está satisfeito. Quem procura o seu verdadeiro eu e vive consciente de si mesmo não precisa fugir do presente com a ajuda do álcool, pode começar a viver em vez de morrer lentamente.

ALERGIA

As doenças alérgicas devem-se a uma hipersensibilidade e a uma forte modificação da capacidade de reação defensiva do corpo contra certas substâncias estranhas ao organismo, mas que podem ser inócuas para outras pessoas. A alergia é, portanto, uma reação excessiva do corpo contra algumas agressões do exterior que não são realmente ataques. É sinal de uma defesa exagerada perante um determinado agente. Todavia, essa agressão não costuma ser reconhecida conscientemente. Mesmo que a agressão seja de caráter individual, o sujeito muitas vezes procura ignorá-la. A agressividade que não foi enfrentada liberta-se afetando o corpo.

Se examinarmos as alergias de acordo com a sua peculiaridade, encontraremos a chave das rejeições, às vezes muito angustiantes.

FEBRE DO FENO

Trata-se de uma alergia ao pólen, símbolo da fecundidade e da reprodução. A febre do feno indica uma recusa, quase sempre inconsciente, da sexualidade em qualquer dos seus aspectos.

ALERGIA AOS PELOS DOS ANIMAIS

A alergia aos pelos dos animais em geral é um sinal da recusa da natureza animal do homem. O sensual é considerado "sujo" e por isso é rejeitado, embora muitas vezes exista ao mesmo tempo uma forte atração por ele.

ALERGIA AOS PELOS DE GATO

Nesta forma especial de alergia aos pelos de animais, esconde-se um problema relacionado com a sexualidade feminina, com a aproximação, o consentimento e o ato de abrir-se.

ALERGIA AOS PELOS DE CÃO

Esta forma de alergia aos pelos de animais indica a recusa da forma agressiva e masculina da sexualidade, a iniciativa ou desejo do contato sexual.

ALERGIA AOS PELOS DE CAVALO

O sensual em si é rejeitado. Desta maneira manifesta-se o medo e a rejeição do próprio físico.

ALERGIA AO PÓ

Nesta forma de alergia, certos âmbitos da vida são considerados impuros e são rejeitados. A medida interior é determinada por um alto ideal, mas que não pode ser realizado.

Indiretamente, o alérgico manifesta a sua agressividade ao obrigar todos no seu meio a evitar determinadas situações ou circunstâncias que poderiam desencadear uma doença. Com a sua sensibilidade, o alérgico tiraniza (inconscientemente) o seu meio. Muitas vezes basta uma imagem do alérgeno para desencadear um ataque, pelo que não é sempre o próprio alérgeno, mas a ideia que está por trás dele ou com ele, o fator responsável por uma alergia, com a lógica do reflexo condicionado.

As estatísticas demonstram que particularmente os adolescentes, principalmente os de 16 e 17 anos, são afetados por reações alérgicas. Isto se explica pelo fato de, nessa idade, o jovem ter de enfrentar de maneira crescente a sua sexualidade, em pleno desenvolvimento. No caso de uma alergia, a consciência passa para um plano secundário, pois é dominada por um temor inconsciente, de modo que os âmbitos do exterior que lhe correspondem são rejeitados simbolicamente pelo corpo, como se fossem um alérgeno. O eu isola-se e não quer ser confrontado com determinadas situações. Essa defesa mental é transposta projetando-se no corpo e tornando-se visível.

O alérgico luta de forma inconsciente contra certos âmbitos parciais da sua vida, mas como já se ultrapassou a agressão no espaço mental, a luta transfere-se simbolicamente para o nível corporal, e é neste que a agressão se vive. As agressões estão sempre estreitamente ligadas aos receios. Luta-se só contra o que se teme, de modo que o alérgeno a que se é sensível demonstra que aspectos da vida estão desprotegidos e assustam o alérgico.

A alergia como consequência de uma atitude mental revela-se também pelo fato de que, sob os efeitos de uma anestesia, as reações alérgicas não são possíveis. Portanto, a reação alérgica provém da consciência; o causador físico desempenha apenas um papel subordinado.

O tratamento médico de "dessensibilização" é acertado quanto à ideia, só que esta não deveria ser aplicada exclusivamente em nível corporal, mas, sobretudo, em nível psíquico, se se quiser conseguir uma verdadeira cura. Só um honesto confronto com os âmbitos vitais que se evitam enfrentar e se rejeitam e a sua integração harmoniosa na própria vida criam as condições para a verdadeira cura.

No fundo, o alérgico tem medo da vida e, por isso, rejeita o que é de uma vitalidade compulsiva: a sexualidade, o amor e as agressões, inclusive a material, como o pó. A sua ideia é o que é puro, elevado, nobre. Não se dá conta de que isto é parcial e irreal. Se fosse possível, gostaria de libertar a vida de instintos e agressões e viver numa atmosfera estéril. Procura uma vida que mal merece ter esse nome.

Em resumo

A alergia indica que:

- Não desejamos entrar em contato com um âmbito parcial da vida, que não queremos confrontos.
- No nosso interior rejeitamos algo e, por isso, procuramos ignorá-lo.
- Estamos contra algo porque se opõe às nossas ideias.
- Pensamos que não devemos ser tal como somos.

- Rejeitamos uma parte da nossa personalidade.
- Gostaríamos de ser diferentes do que somos, melhores, mais puros, embora isto seja somente a nossa opinião.
- Não estamos disponíveis para as mudanças.
- Temos pouca vontade de admitir o novo.
- Defendemo-nos contra algo, isolamo-nos.
- A nossa atitude incorreta perante a realidade da vida provoca a alergia: uma reação excessiva do corpo perante ataques que na realidade não o são.

O que é preciso fazer

As alergias são um convite da vida a abrirmo-nos, a dizer sim aos seus diferentes aspectos, inclusive às suas aparentes imperfeições. São o desafio de viver a vida e não a ideia da vida. Temos de abandonar a atitude ideal e permitir a expansão do que está dentro de nós próprios, a nossa própria realidade.

A vida é como é porque assim deve ser. Da mesma forma, cada pessoa é como é, não como pensa que deve ser. Aceite a realidade da vida, abandone o seu exagerado sistema de valores, deixe de avaliar constantemente as coisas. Aceite-as tal como são.

Tudo está bem como está, porque tudo pode servir como experiência, mesmo as experiências dolorosas e desagradáveis. Reconheça também as agressões ocultas e admita-as. Encontre uma forma carinhosa para expressar-se e viver. Tome consciência do temor que não é mais do que um aperto da consciência. Interrogue-se: "O que é que me causa mais medo e por quê? O que é que, no fundo, eu receio?"

Aprenda a deixar de avaliar e de julgar. Você não precisa formar qualquer imagem de si. Em vez disso, aceite a realidade, admita-a, viva-a. Volte sempre a dizer a si próprio: "Estou aprendendo, cada vez melhor, a amar tudo e a não excluir nada, nem sequer o que é aparentemente mau e imperfeito. Aceito também o animal como parte da humanidade, descubro-o e vivo-o." Aja assim!

Ao admitir a vida tal como é e ao não excluir partes dela, experimenta-se uma vitalidade completamente nova. Viver significa também deixar o mundo entrar em nós, reconhecer a perfeição do imperfeito. E ao reconhecer com mais clareza a unidade de todo o ser, deixa de existir o alheio, e até os desconhecidos são considerados amigos que ainda não encontramos.

ALOPECIA (queda do cabelo)

Desde tempos remotos, o cabelo é o símbolo da força vital de uma pessoa. As pessoas louras têm, aproximadamente, 140 000 fios; as morenas, aproximadamente, 110 000, e as ruivas, cerca de 90 000. Um cabelo são permanece na cabeça de 5 a 7 anos e cresce, nesse espaço de tempo, 70 centímetros antes de cair. Uma pessoa saudável perde por dia, apro-ximadamente, 70 fios. A queda excessiva do cabelo deve-se muitas vezes a situações de estresse e angústia. Há métodos para prevenir a queda prematura do cabelo.

O que é preciso fazer

Dado que o cabelo é um símbolo e um sensível indicador da força vital, uma alimentação saudável pode contribuir muito para que o cabelo não caia prematuramente.

Os cientistas modernos que se ocupam da alimentação, os bioquímicos e os endocrinologistas averiguaram que o gérmen de trigo, as sementes de girassol e a lecitina têm um efeito benéfico sobre o cabelo. Além disso, o consumo de alface, de frutas frescas (particularmente os damascos), as amêndoas e as nozes ajudam. Também nesse aspecto a higiene psicológica é importante, porque uma pessoa cheia de problemas tem maior tendência para a queda do seu cabelo. Numa palavra, tudo o que favorece a saúde serve também para manter um cabelo são.

AMIGDALITE

Uma amigdalite indica que tenho de "engolir algo duro" ou que o "tenho engolido" até agora. Já não quero continuar a «engoli-lo», não posso continuar a aceitá-lo. É um conflito forte, agudo e, até agora, não reconhecido, que está a me criar problemas.

A amigdalite pode resultar também da obrigação que pensamos ter de dizer ou fazer algo, sem poder dizê-lo ou fazê-lo, e deixamos passar, "engolimos". As amígdalas têm a função de um filtro que absorve o que é mau. E esse filtro é obstruído se forem muitos os erros que se pensa cometer e que se expressam a partir do interior. O mesmo aplica-se se rejeitarmos algo porque o consideramos negativo.

As amígdalas também se inflamam se nos sentimos incompreendidos e nos calamos perante algo "necessário" porque, visto superficialmente, não faz sentido. Deveríamos tentar sempre ver a realidade por trás das aparências. A nossa tarefa fundamental é expressar o nosso ser, a nossa singularidade. Então, a amigdalite já não é de nenhuma forma necessária para nos recordar disso.

ANEMIA

Se há anemia costuma faltar ferro e, com isso, firmeza. A energia cósmica que respiramos não pode ser transformada em energia própria do corpo. Esta carência é uma expressão física da nossa negação a prestar a nossa parte de atividade, não aceitando sequer a nossa parte de energia. A anemia é uma forma particular da "debilidade do eu" que provoca fastio e fraqueza.

Também aqui a cura passa pela ativação das forças. Temos de aprender a atuar com firmeza e a exigir a nós próprios que façamos o necessário.

ANGÚSTIA

A angústia é um sentimento que provoca uma perturbação do ânimo em muitas pessoas. Se vemos as coisas a partir de uma consciência demasiado limitada, a angústia apodera-se de nós. Então, torna-se difícil para nós assimilar e classificar corretamente certas impressões e experiências.

A angústia tem muitas caras. Temos medo de dificuldades, catástrofes, acidentes, do afundamento da nossa economia ou de uma perda; temos medo de perder uma pessoa querida ou mesmo a nossa vida. A angústia tornou-se uma companhia constante para muitas pessoas que, ao fim, mal conseguem imaginar a vida sem essa tensão.

As causas da angústia que se assinalam com maior frequência são: o fracasso, a falta de sentido, a rejeição, a guerra e a solidão. Mas, no melhor dos casos, esses fatores são apenas os desencadeadores da angústia. A verdadeira causa encontra-se sempre na própria personalidade, na falta de amplitude do pensamento e na carência de vínculos com o núcleo original do ser. Quando se amplia a consciência, a angústia desaparece. Um primeiro passo pode ser reconhecer o problema: "Tenho medo, mas não sou o medo".

A angústia constitui uma grande força. Através dessa força, a pessoa angustiada provoca exatamente o que teme. É simples andar sobre uma tábua colocada ao nível do solo. Em contrapartida, andar sobre a mesma tábua situada a vários metros de altura torna-se difícil, porque se tem medo de cair. Só o medo, não a dificuldade da prova, mas simplesmente o medo, pode fazer com que a pessoa caia.

Nem tudo é negativo na angústia:

1. O medo permite ou facilita uma rápida reação quando ela é necessária.
2. O medo impede ou diminui a possibilidade de uma ferida do corpo, incitando a pessoa a sair do perigo imaginado.

Mas a angústia tem também desvantagens concretas:

1. O medo é uma sensação extremamente desagradável.
2. As consequências do medo não só são muito prejudiciais ao corpo como:
   a) Dificultam as faculdades mentais.

b) A digestão funciona de maneira insuficiente.
c) Fatiga o coração.
d) O medo propicia a produção de níveis elevados de açúcar e colesterol no sangue.
e) Os vasos sanguíneos são danificados.
f) Já não se sente alegria.

3. O medo é um mau conselheiro, sobretudo se é o único.
O medo faz perder o sentido bom da vida.
Há pessoas que empregam uma reação contrária controlada, por exemplo, os pára-quedistas, os caçadores de animais perigosos e também os acrobatas e os atores. Todos eles entram mentalmente, uma e outra vez, na situação que provoca o medo e imaginam-na com tanta vivacidade que acabam por sentir medo. Enfrentam o medo e atravessam-no de certa maneira. Se, afinal, chegam verdadeiramente a uma situação perigosa ou angustiante, estão preparados e podem reagir rápida e corretamente. Uma ajuda consiste em imaginar a situação angustiante sempre com um final positivo; ter a certeza de que tudo correrá bem.
Uma forma especial do medo é a fobia (do grego *phobos* = temor). Trata-se de sensações de angústia que aparecem de maneira obsessiva e obrigam o afetado a utilizar certos mecanismos de defesa. Uma fobia é um determinado medo perante objetos ou situações que realmente não apresentam perigo. Por exemplo, *agorafobia*: o medo dos grandes espaços abertos, do ar livre, acompanhado de vertigem; *claustrofobia*: o medo dos espaços fechados, como elevadores, aviões ou lavabos; *bacteriofobia*: o medo de contagiar-se por contato; *zoofobia*: o pânico de ratos ou outros animais; *fobofobia*: o medo de ter medo.

Estas fobias têm quase sempre a sua causa em experiências não assimiladas. Quem tem medo da morte sente, no fundo, medo da vida. Quem pode aceitar e afirmar plenamente a sua vida não tem medo da morte, em que culmina, na realidade, o processo de toda a vida. O medo da morte não é mais do que o resultado de uma vida insatisfatória. A vida pode definir-se como a procura do infinito, do absoluto, da força única que se encontra por trás de tudo.

Por isso, não há razão para temer a morte. A nossa preocupação deveria dirigir-se, antes, para a vida, para que estejamos realmente vivos enquanto ela perdurar. O medo sob qualquer forma é, seguramente, o obstáculo mais forte para o nosso desenvolvimento, porque nos impede de conseguir enfrentar plenamente a existência.

Convença-se de que só lhe pode acontecer aquilo que você provocou. De qualquer maneira, devemos ter em conta que muitas situações e sentimentos podem modificar-se no momento adequado.

Se fugirmos e nos refugiarmos no medo na primeira vez, na segunda será mais forte a sensação de temor. Se vencermos o medo nesta primeira vez, na próxima será mais débil. Quem se dispõe a olhar de frente aquilo que teme está no caminho certo para vencer o medo.

Em resumo

O medo indica que:

- Estamos bloqueando a nossa consciência com uma experiência ou um problema não resolvido ou uma forma rígida de atuar que pensamos ser nosso dever.

- Temos muito pouca segurança em nós próprios, uma confiança muito escassa. Por causa do medo, a minha consciência torna-se ainda mais estreita.

- Espiritualmente pedimos auxílio porque estamos nos fechando a algo desagradável, mas necessário.

- No fundo, gostaríamos de estar abertos para a vida. O medo é uma sensação normal, como a fome e o frio; nada agradável, mas um convite para fazer o necessário para não o sentir.

- Sou convidado a reconhecê-lo e a aceitá-lo como informação normal e a criar soluções. Aceitando-o, impedimos que aumente. Ao desafiar o medo, confrontamo-nos com o nosso lado obscuro, com algo que rejeitamos. Portanto, interrogamo-nos: "O que é que rejeito?" O medo é um espelho. Temos medo do que não queremos permitir, mas que deveríamos permitir, porque nos ajudaria a sermos mais "nós próprios".

- Tememos o que não gostaríamos de infligir aos outros. O medo é um sintoma que nos convida a ocupar-nos dessa energia, uma energia que quer levar-nos para a realidade do nosso ser. Portanto, o medo atrai o que tememos para que nos ocupemos dos nossos receios. O medo confronta-nos, uma e outra vez, com a situação que não solucionamos até que tenhamos decidido resolvê-la. O medo indica onde estamos a nos restringir, obrigando-nos a ser algo que não somos.

- Cada fobia indica o âmbito de que nos devemos ocupar. Se temos medo dos espaços fechados, o medo inclui o convite para eliminar a escassez no nosso interior. Se temos medo da imensidão, isto equivale a um convite para que permitamos a imensidão na nossa consciência, para nos engrandecermos interiormente. Só temos medo enquanto não o realizamos em nós mesmos. O medo não é mais do que o "dedo indicador" da vida, não o "indicado".

O que é preciso fazer

Por trás do medo há uma causa que quer ser reconhecida e eliminada. Uma vez eliminada a causa, o medo desaparece por si só, porque já não é necessário.

O medo está relacionado com o receio de perder algo que nos é agradável. Obriga a permitir o desagradável porque faz parte da vida. Convida a aceitar a vida na sua totalidade, sem exclusões; a reconhecer que tudo é bom, porque contribui para o desenvolvimento da própria personalidade.

Quando você sente medo, está muito consciente e sensível. Deveríamos deixar de dirigir essa consciência aumentada para o que tememos e aproveitá-la para descobrir cada vez mais o nosso "verdadeiro eu". Isto significa estar atento e viver realmente, aqui e agora. Só assim se amplia a nossa consciência e se elimina a causa do medo. Viver realmente significa morrer e voltar a nascer em cada instante, ser autenticamente uma pessoa singular. O medo da morte mostra que temos medo de morrer antes de termos vivido.

Não se deve lutar contra o medo, não é preciso vencê-lo, porque não é mais do que um sinal que desaparece desde que tenhamos feito o que era adequado.

A terapia clássica do medo dá alguns passos para resolver esse problema. Eis os quatro mais importantes:

1º **passo:**

Imagino que outra pessoa se encontra na situação que receio. Faço-a viver várias vezes a minha angústia vendo-a na situação que imaginei, até que o medo do outro já não me afete.

2º **passo:**

Imagino que vivo várias vezes uma determinada situação. Na minha imaginação, vivo essas repetidas situações desagradáveis e procuro experimentar o meu medo a fundo até deixar de sentir angústia com a ideia. Só então estarei preparado para o terceiro passo.

3º **passo:**

Aproximo-me da situação temida. Se, por exemplo, tenho medo de andar de elevador, vou a grandes magazines, coloco-me perto do elevador e vejo como os outros andam nele. Assim, aproximo-me todos os dias um pouco mais do meu medo, mas tão gradualmente que não tenho realmente medo em nenhum momento. Às vezes o elevador estará vazio e poderei entrar por um instante, mas sem andar nele. Antes de o medo aparecer já terei saído. Ao fim de algum tempo terei coragem para fechar a porta, voltar a abri-la imediatamente e sair antes de sentir medo. Quando esta operação for habitual e já não me afetar, estarei preparado para o último passo.

4º **passo:**

Subo um andar de elevador e saio antes que se possa produzir uma sensação de medo. Quando estiver mais acostumado andarei mais tempo, até maior altura, e mesmo subir e descer. Venci o meu medo: eliminei-o.

Mas o medo não comporta o convite para eliminar o medo, e sim para fazer desaparecer a sua causa. Mais úteis serão, portanto, os passos seguintes se se estiver preparado para reconhecer e para resolver as causas da angústia.

1º passo:

Na minha imaginação ou na realidade, entro numa situação angustiante e fico com muito medo. Enfrento-o, passo através dele e reconheço a energia que se encontra por trás como causa, e que é o que, no fundo, o meu medo me quer ensinar.

2º passo:

Se reconheci a verdadeira causa da minha angústia, interrogo-me: "A que atitude me convida esta angústia? O que há para mudar? Em que aspecto não sou eu mesmo e o que devo fazer para vir a sê-lo? Estarei disposto a dar *agora* esse passo necessário?" Se estiver disposto, dou o passo agora mesmo e experimento a sensação de ausência de medo, porque já não é necessário como sinal ou sintoma. O medo então será eliminado pela raiz, porque foi liquidada a sua causa e já não regressará.

O medo nos terá ajudado a cumprir com o sentido da vida, isto é, a ampliar a nossa consciência, a libertar-nos de ideias e ilusões e a viver totalmente o presente. Aqui e agora já não existe o medo. Por fim, sou livre!

ANOREXIA

A anorexia é frequente, particularmente, no início da puberdade feminina, quando a jovem está amadurecendo e tem de se familiarizar com a etapa do seu desenvolvimento sexual. Não comendo, esse desenvolvimento é travado simbolicamente. Quem sofre de anorexia tem um ideal exagerado de pureza, espiritualidade, leveza; quer desfazer-se do físico e da parte "animal" através da assexualidade e da desmaterialização.

Comer é encarado como um ato que alimenta o impuro, o físico e também o sexual e, por isso, é recusado. A doente de anorexia teme as curvas que a identificariam como mulher. Por isso, quase todas as situações de anorexia surgem acompanhadas por transtornos menstruais ou por ausência total da menstruação.

Quanto ao exterior, a doente de anorexia mantém-se tanto quanto possível afastada de tudo o que é físico, ama a solidão e o retiro e teme a proximidade das pessoas. São óbvias as suas dificuldades para participar de uma refeição em comum, mesmo que seja só para marcar presença. A proximidade dos outros, em festas ou atos partilhados, lhe é desagradável. A escassa comida que aceita ingerir quase sempre é de sabor azedo, o gosto contrário do doce. Aqui também se percebe a excessiva rejeição do corpo, do prazer. Por trás dessa rejeição absoluta, no entanto, encontra-se uma enorme ânsia por aquilo que recusa tão veementemente: o afeto, a proximidade física, o gozo e as "sensações doces"; enfim, o prazer sensual. Esta ânsia manifesta-se quando a doente ingere às vezes enormes quantidades de alimentos sem uma orientação adequada, provocando em seguida a sua rejeição, isto é, o vômito.

O fato de vomitar explica que a voracidade para com o "físico" que tanto teme, mas pelo qual está ansiosa ao mesmo tempo, não se pode reprimir constantemente; a pessoa anoréxica evita admitir a sua fraqueza perante si mesma e os outros, castiga-se a si própria por se ter permitido comer tanto e vomita.

Esta posição neurótica perante as próprias necessidades desenvolve-se sobretudo em famílias com atitudes básicas negativas. Uma posição marcadamente puritana pode ser provocada por um pai dominador ou colérico e, do mesmo modo, uma mãe ou avó autoritárias, ou às vezes até uma irmã "concorrente" e contra a qual se pensa não ter qualquer possibilidade, são as causas deste tipo de conduta desequilibrada.

Nestas circunstâncias, produz-se uma profunda rejeição de qualquer relação e união e, em resultado disso, a negação da sexualidade em si. As doentes de anorexia são muitas vezes extremamente inteligentes e dissimulam as suas manias e debilidades, surgindo perante aqueles que não são seus íntimos como pessoas dóceis, mas interiormente persistem nos seus objetivos de maneira obstinada ou mesmo fanática, o que provoca grandes conflitos no ambiente que as rodeia.

Por trás da anorexia encontra-se uma motivação perfeitamente justa, embora com um modo errado de encará-la. A doente reprime a sua ânsia, o seu apetite pela vida, e reforça-a com essa atitude. Não é mau reconhecer essa necessidade de forma tácita. Seria mais acertado admitir os próprios desejos vitais e ceder-lhes para poder superar as situações conflituosas.

Assim, a doente tem de aprender primeiro a aceitar-se a si própria como ser físico e sexual. Só quando a paciente se permitir viver as suas necessidades, o seu comportamento em termos de alimentação ficará normalizado.

O que é preciso fazer

Sofrer de anorexia significa ter um alto ideal, querer ser livre de tudo o que é aparentemente mau, baixo, material. Este ideal deriva da recordação inconsciente de si mesma como ser puro e espiritual, por isso a jovem rejeita-se a si mesma, vê-se a si mesma e a tudo o que é físico como algo mau de que quer libertar-se ou, pelo menos, reduzir à expressão mais ínfima. Quer voltar a ser o que é na realidade: um ser puro e espiritual.

Mas o nosso dever é levar o nosso ser espiritual ao físico. Se rejeitarmos a nossa condição física, iludiremos a nossa condição. Como levamos a consciência da nossa espiritualidade no nosso interior, desejamo-la ardentemente e gostaríamos de alimentar-nos somente de forma espiritual, não desejando entrar em contato com o corpo, o peso, a comida e a sexualidade.

No entanto, é importante reconhecer que também a matéria faz parte da criação, da mesma maneira que o aspecto espiritual. Não deveríamos fugir, mas reconhecer, aceitar e cumprir a nossa função. Porque quem vive apenas os seus ideais nega a realidade total. Só poderemos ser íntegros se deixarmos de cumprir ideais e normas e, em contrapartida, vivermos as ideias que nos são próprias, para darmos ao mundo o melhor que podemos dar: nós mesmos. Se começarmos a admitir-nos tal como somos realmente, teremos dado o primeiro passo para a saúde, e essa integridade pode manifestar-se mais a cada dia para o exterior, porque só num corpo são pode viver uma mente sã.

ARDOR NO ESTÔMAGO

Se estamos trabalhando num problema muito difícil que tentamos "digerir" com toda a nossa força, produzimos durante a ingestão de alimentos quantidades excessivas de ácido gástrico que, a seguir, sobem pelo esôfago: tornamo-nos "azedos".

O excesso de ácido gástrico que causa a sensação de ardor na região por trás do esterno e da garganta é um símbolo para o nosso esforço de acabar com o problema, mas também é um indício da nossa agressividade, da nossa irritação pelo incômodo. O ardor no estômago poderia ser considerado um passo prévio para as afeções biliares ou as úlceras de estômago.

O ardor no estômago pode surgir de maneira aguda se "mastigamos" um assunto; algumas pessoas queixam-se também de constantes ardores no estômago. Estes aparecerão se já há algum tempo estivermos acumulando a agressividade dentro de nós, se estivermos constantemente confrontados com uma situação desagradável, em que temos medo de nos defender ou não estamos dispostos a enfrentar as consequências.

O que é preciso fazer

A pessoa que sofre de ardor no estômago deve aprender a defender-se, a expressar as suas agressões, embora com isso perca simpatias, ou deverá enfrentar os outros durante um período de tempo prolongado.

ARTRITE

A artrite ou inflamação das articulações provoca rigidez e incapacidade da pessoa para se mover no âmbito físico. Isto demonstra que o doente de artrite também se tornou "incapaz de mover-se" no sentido mental e psíquico, isto é, que é rígido ou obstinado. A artrite manifesta-se sobretudo nas pessoas mais idosas. Do mesmo modo que as pessoas mais velhas muitas vezes já não podem alterar ou eliminar uma opinião fixa, manifestam-se também fisicamente fixas e rígidas. Analogamente, a artrite produz-se com frequência paralelamente a um comportamento duro em relação ao meio. Na mesma medida em que a artrite melhora geralmente perante o calor, no sentido físico, mental e psíquico, reage também ao "verdadeiro calor interior" e ao afeto. Deste modo, a rigidez física pode ser eliminada pouco a pouco e o pensamento rígido volta a orientar-se noutras direções e é libertado. As normas estreitas e as ideias limitadoras desaparecem e, progressivamente, o corpo retoma a sua liberdade e flexibilidade.

A artrite faz-nos tomar consciência, de maneira dolorosa, de que não deixamos fluir livremente a vida. E, portanto, não a focalizamos com a devida amplitude.

Uma pessoa, uma determinada situação, a profissão, um problema por resolver, um aspecto de si mesmo, a nossa vida em geral ou algum aspecto que nos impressiona como desfavorável para nós (enquanto tivermos essa "ideia" não podemos estar em harmonia) podem denotar que não deixamos fluir livremente a nossa vida em algum desses pontos; portanto, começa a manifestar-se em nós uma grande rigidez.

Não estamos de acordo com uma parte da nossa vida, gostaríamos que fosse diferente, tal como nós a queremos. Portanto, interrogamo-nos:

"O que é que gostaríamos de ter realmente? O que é que nos incomoda na nossa vida? O que nos limita? O que é que não nos deixa ser como no fundo gostaríamos de ser? O que é que nos prejudica?"

Tudo isto não são mais do que causas que nos indicam até que ponto não estamos em harmonia conosco, que parte de nós não está livre. Além disso, indicam-nos que:

- prejudicamos a nós próprios;
- nos limitamos;
- pensamos ter de atuar de formas rígidas;
- pensamos não poder ser diferentes;

- temos normas erradas ou demasiado elevadas;
- gostaríamos de nos agarrar a algo, de nos orientarmos em algum sentido.

A artrite assinala-nos que estamos tentando viver conforme a imaginação ou ideias desligadas da realidade, em vez de vivermos esta última. Demonstra que as ideias e opiniões estão bloqueadas. Pensamos saber como é a vida em vez de olharmos e vermos como ela é realmente.

No fundo, a artrite é consequência da nossa "teimosia", da nossa incapacidade para nos entregarmos realmente à vida, da nossa falta de mobilidade e flexibilidade nos aspectos mais diversos.

O que é preciso fazer

O doente de artrite deve aprender a voltar a abrir-se, a deixar-se "comover" de novo por outros temas, ideias e acontecimentos não habituais de modo a ser, também no exterior, mais flexível e móvel.

Deve reconhecer que, no fundo, não viveu, mas criou dogmas e atuou segundo eles. Mas se reconhece que nunca é tarde para dar o passo necessário, que somente precisa de um pouco de vontade, há sempre uma verdadeira oportunidade de melhorar. A artrite torna-se, pois, um convite para viver a partir do centro, a partir da segurança da "sabedoria interior", deixando de lado certos propósitos como querer mudar os outros e decidindo-se em contrapartida por modificar a si mesmo no seu melhor sentido.

ARTROSE

A artrose é um desgaste das articulações provocado por uma desproporção entre os esforços realizados e a capacidade, resistência e sensibilidade das diferentes articulações. É muito frequente e produz-se em quase todas as pessoas na velhice, pelo menos de forma ligeira. As seguintes causas podem provocar artroses:

- debilidade congênita das cartilagens;
- esforços dos membros;
- golpes e fraturas mal curados;
- sobrecarga das articulações por obesidade;
- esforço desportivo excessivo;
- influências hormonais (mulheres na menopausa muitas vezes sofrem de artrose causada por mudanças hormonais).

As alterações articulares atacam em primeiro lugar a substância cartilaginosa. A cartilagem começa por perder a sua elasticidade, torna-se quebradiça e, por último, sofre uma enorme deterioração. Em seguida, o osso também é afetado.

Os primeiros sinais da artrose são sensações de tensão, rigidez e dores, que aumentam depois de uma atividade física. Às vezes, pode-se perceber perfeitamente tais sinais, segundo os movimentos que se façam, nas articulações afetadas.

Em estado avançado, as limitações da mobilidade aumentam progressivamente.

A artrose indica-me que:

- Mudei tanto que o meu próprio ser se deformou. A vida já não pode correr pelo seu verdadeiro caminho sem dores.

- Já não consigo encarar a minha própria pessoa, deformei o meu próprio ser. Produz-se um enorme esforço devido a um comportamento incorreto perante mim mesmo. A deformação mostra-me que estou levando uma forma errada de vida.
- Afastei-me muito de mim mesmo e, por isso, estou a adotar, tanto no interior como no exterior, uma forma de vida antinatural. Tudo isto me incomoda e me altera.

O que é preciso fazer

Devo interrogar-me: "O que é que me está pesando realmente? Por que não me comporto de acordo comigo próprio?" Também posso vir a ter artrose se não utilizar o meu corpo de forma adequada.

Tenho de reconhecer que as pernas afetadas por artrose são um sinal de uma postura incorreta. Portanto, devo interrogar-me: "Em que aspecto não estou seguindo o meu caminho? De que modo estou me deformando?" Uma fratura mal curada indica-me que rompi comigo mesmo, que não sou uma totalidade e que continuo sem me ordenar. O convite é voltar a ser uma unidade comigo mesmo.

No caso de uma artrose provocada pela obesidade tenho de me interrogar: "Por que estou tão pesado? Por que estou arrastando tantas coisas erradas? Por que não estou vivendo conforme a minha 'forma interior', tal como sou realmente?"

No caso de uma artrose na menopausa, tenho de me interrogar: "Tornei-me independente e 'adulta' ou apenas velha? O que é que a vida está me pedindo agora, depois de ter sido mulher e mãe? Que tenho de fazer para viver de acordo com o meu ser interior?"

É o mesmo convite feito no caso da artrite, só que na artrose se reforça, porque já se adotou uma forma incorreta. A mensagem é que sejamos finalmente "nós mesmos", que encontremos o acesso ao verdadeiro eu e que consideremos o mais essencial de nós próprios.

ASMA

Asma significa em grego "peito estreito". Nesta doença existe um aperto de brônquios e bronquíolos que pode causar irritação das vias respiratórias e a tumefação e secreção das camadas mucosas devido a espasmos musculares independentes da nossa vontade.

O tratamento médico pode suavizar os sintomas através de medicamentos que aliviam os espasmos brônquicos, mas por mais eficazes que sejam, tratam sempre apenas o sintoma, não a causa.

Uma crise asmática é sentida como um ataque de asfixia, que chega a pôr a vida em perigo. A maior dificuldade consiste na grande diminuição da expiração.

A asma significa rejeição de contatos. Com a primeira respiração entramos numa relação direta com este mundo, com o último suspiro, expiramos a vida. A vida é um constante dar e receber. Vivemos na dualidade: inspirar/expirar, dormir/acordar, viver/morrer. Atos que se condicionam mutuamente. A vida obriga à morte e a morte obriga a uma nova vida.

O asmático transfere a sexualidade para planos elevados, para a consciência, ficando a meio caminho, no peito. Quer receber amor, mas não pode dá-lo.

Ter problemas com o ar significa também que se tem problemas com o pensamento. O asmático ama o puro e claro e evita o obscuro e impuro. Na montanha, acima das "baixezas do ser", sente-se à vontade, são. O mesmo lhe acontece no mar, onde a clareza da vida mineral lhe é benéfica.

Para o asmático, a maior pureza encontra-se no estéril. O contrário do estéril é, ao mesmo tempo, uma forma de terapia muito eficaz: o tratamento com a própria urina. O asmático é posto em contato com a sua própria impureza, tem de enfrentar aquilo que rejeita.

Também se pode considerar a asma uma erupção interna. Se ao tratar um eczema este desaparece, transforma-se, muitas vezes, em asma alérgica. O tratamento da asma provoca, então, muitas vezes e rapidamente, o reaparecimento do eczema, porque a pele e os pulmões são os dois grandes órgãos de contato do homem.

Só a palavra asma, isto é, "peito apertado", já nos dá uma indicação importante; a verdade é que onde se produz um aperto, como na angina do pescoço ou na angina de peito, também se produz angústia. O aperto e a angústia são inseparáveis um do outro.

O medo faz-nos sentir um nó na garganta, e quando somos libertados de algo, respiramos fundo. Assim, deveríamos interrogar-nos:

1. "O que é que me tira o alento? De que tenho medo?" O único remédio confiável contra a angústia (aperto) é a ampliação da consciência. Devemos abrir-nos e deixar entrar o que evitamos até agora.

2. "Em que campo quero receber sem dar nada?"

3. "O que é que causa a minha agressividade, o que registo inconscientemente e que possibilidades tenho para manifestar isso de uma maneira adequada?"

4. "O que é que não quero deixar entrar e contra o que estou me defendendo realmente?"
5. "O que é que me dá medo e o que é que no fundo estou receando?"
6. "Com que ou com quem não quero entrar em contato e porque evito essa relação?"

Se observarmos com mais atenção verificaremos, no caso da asma, vários problemas que se podem distinguir com clareza, mas que estão estreitamente relacionados.

1. O problema do dar e receber e de querer isolar-se: existe um profundo desejo de contato e de verdadeiro afeto que foi provocado, na maioria dos casos, por cuidados excessivos por parte da mãe. Esta transmitiu um amor que limita, que é um obstáculo ao próprio desenvolvimento. Também pode ter a sua origem numa conduta oposta à mencionada, isto é, à falta de atenção prestada pela mãe nos primeiros anos de vida. Por isso, atribui-se como possível causa repressão de um autoritarismo exagerado. O que tem significado é o tipo de relação mãe/filho.
2. Uma pretensão de domínio que é eliminada e que contrasta com a própria pequenez: o doente experimenta uma sensação de impotência, uma perturbação da capacidade de deixar passar as coisas passivamente. Por isso, os ataques de asma surgem quase sempre em situações especiais em que se rejeita o que está acontecendo. Essa indignada rejeição dos acontecimentos tira o fôlego do doente.
3. Uma agressividade suprimida, ao mesmo tempo, com a incapacidade ou o medo de libertá-la para poder voltar a

respirar fundo: essa agressividade sai da indignação de ter de viver ou suportar algo que é desagradável.

4. Uma rejeição de um aspecto da vida considerado baixo ou ignóbil. Pode ser a sexualidade, o animal, a sujeira ou algo similar.

5. Na velhice, as causas psíquicas têm um papel muito importante, particularmente as dificuldades de adaptação a essa etapa da vida. Irritação, medo, desespero, solidão ou rejeição podem provocar tensões que desencadeiam ataques de asma, que se tornam tanto mais violentos quanto mais se calar esses sentimentos negativos ou sensações, sem eliminar as causas que os originam.

A cada vez que temos um espasmo, como sucede num ataque de asma no momento de expirar, significa que se envia também um sinal de rejeição. Esse espasmo é, portanto, uma "respiração contrária". O asmático quer reter o que tem e, com isso, envenena-se a si mesmo porque não pode entregar. Ao mesmo tempo, encontra-se numa posição defensiva. Não quer deixar entrar nada de novo. Fecha-se, e a última forma de se fechar é a morte.

O asmático deve aprender a aceitar a sua imperfeição e a sua pequenez, em vez de fazer ostentações vãs. Ao fim de um tempo prolongado como doente de asma, produz-se uma dilatação da caixa torácica. Embora esta dilatação costume ser de um aspecto exterior imponente, no interior, devido à sua falta de elasticidade, a capacidade dos órgãos respiratórios é muito reduzida. Na sua linguagem, o corpo mostra com toda a clareza a pretensão da pessoa e a sua pequenez. Em vez de um poder real, exibe uma atitude de vaidade.

A pessoa gostaria de se desafogar gritando, mas o grito perde-se nos pulmões. Daí que apenas se possa tossir, "cuspir" diante dos outros, um sinal da agressividade que não consegue manifestar-se de outra maneira.

A asma indica que:

- Algo ou alguém me ofendeu e me sinto limitado por isso, pois não posso desenvolver-me por completo. Tenho um desejo insatisfeito de liberdade, gostaria de manifestar-me e desenvolver-me plenamente.

- Tenho a sensação de que não devo aceitar-me ou, talvez, de que já não posso aceitar-me, de ter de me limitar na minha individualidade, e daí a forte necessidade de aproximar-me de mim mesmo.

- As minhas próprias ideias, as expectativas ou a moral do meio restringem-me e limitam-me. Vivo à beira da minha vida sem entrar conscientemente nela.

O que é preciso fazer

Reconheça que não só tem liberdade como também obrigação de ser tal como é. É importante que aprenda a aceitar os seus sentimentos, a manifestar-se, a abrir-se para dar e receber. O vital é a função completa, inspirar e expirar! Receber e dar! Na vida nada pode realmente prejudicar ou ofender. Apenas se pudermos aceitar a vida tal como é estaremos preparados para vivê-la em plenitude.

Igualmente importante é desprender-nos do que já não é na realidade parte de nós. Devemos aprender a aceitar-nos tal como somos e a admitir a nossa maneira de ser. Isto significa permitir-nos revelar o que está oculto no mais profundo da alma, o que gostaríamos de não mostrar a ninguém.

O doente é convidado a tomar o caminho para o interior; só então pode descansar em si mesmo, onde encontrará segurança e deixará de sentir necessidade de tossir. Reconheça que não pode só dar ou só receber: não pode inspirar sem expirar, e realizar este ato completo é a única possibilidade de obter a sua integridade; se não fosse desse modo, se estaria perante o incompleto.

Se damos amor, inclusive a nós mesmos, somos amados. E é dando que se recebe. No próprio "Eu" não existe nem o impuro nem o inferior, porque tudo isso é uma parte do todo.

Só há sombras enquanto o permitirmos. Se admitirmos os nossos receios com honestidade, sem os dissimular, rapidamente deixaremos de evadir-nos do que provoca angústia, mas integrando-o como parte útil na nossa vida. Sabendo que até as experiências desagradáveis têm a sua utilidade para o crescimento pessoal, a angústia vai desaparecendo. Interrogue-se: "Qual é a razão da minha rejeição? O que eu gostaria de mudar em mim? O que temo que se possa descobrir sobre a minha pessoa? Como que ou com quem não gostaria de ter qualquer relação e por quê?"

Um sintoma é um convite para nos ocuparmos de algum aspecto do nosso ser do qual descuidamos e de nos admitirmos tal como somos. Não há nada que seja necessário recusar. Todos nós somos um e todos temos os mesmos direitos. Devemos deixar de nos conter, abandonar as aparências, porque só quem é autêntico e reconhece que é único e insubstituível pode construir livremente a sua vida.

ATROFIA MUSCULAR

Na atrofia muscular, os músculos do corpo sofrem extenuação e o seu desenvolvimento é travado, a pessoa torna-se fraca e incapaz.

O corpo indica, através da atrofia muscular, que a pessoa perde a sua capacidade natural de trabalhar devido ao fato de não se servir dos seus músculos, de não se mover, portanto, de não mudar. O corpo indica que o afetado não empreende os seus trabalhos, que se nega a resolver os seus problemas, que se encontra num estado que simula a morte.

A rigidez muscular produz-se na pessoa que se engana de forma reiterada sem levar em conta as advertências do destino. Obstina-se numa determinada posição. A atrofia muscular demonstra que o afetado adota a "imobilidade", como se não houvesse problemas ou trabalhos a resolver. Quem não utiliza os seus músculos provoca a sua atrofia por falta de impulsos que os mobilizem. Os nossos "músculos interiores" também se atrofiam se nos negarmos a utilizá-los, sem prepararmos as nossas forças interiores.

Quem padecer de uma atrofia muscular deve aprender a ser ativo, a tomar a sua vida nas mãos e a superar o seu eventual medo do fracasso ou das consequências dos seus atos.

CABEÇA (dor de)

Dores de cabeça tem aquele que "quebra a cabeça", o que tem "a cabeça zunindo" de tantas reflexões, aquele que, em vez de resolver os problemas, os cria através da sua hiperatividade intelectual. Quem se obstina nos seus próprios pensamentos não deve estranhar se "a cabeça esquentar".

Na maioria das vezes, essas cefaléias são acompanhadas por uma pressão na mesma região. Encontramo-nos sob uma pressão que tentamos eliminar discutindo, compreendendo ou assimilando através do nosso intelecto. Com a dor de cabeça percebe-se também uma sensação de tensão.

A situação pode encontrar alívio num adequado relaxamento que elimine a tensão. A pressão só se mantém enquanto existir uma contrapressão. Se cedermos, se reagirmos como unidade de corpo e mente, a cabeça deixa de ser a única responsável. Quando conseguirmos afastar qualquer pressão sobre nós próprios, por exemplo, distanciando-nos de um particular motivo de agitação, a pressão e a tensão desaparecem. Se nos concentramos por inteiro nos nossos pés, sentimos um alívio instantâneo ou a melhoria completa. Isto demonstra que a dor de cabeça é causada unicamente pela sobrecarga que deriva da confiança exclusiva nos mecanismos intelectuais.

A enxaqueca tem a sua causa particular numa ambição exagerada. Quem exige muito de si próprio por ambição e ânsia de perfeição, êxito e reconhecimento, logo sentirá fisicamente essa pressão. A cefalalgia é a consequência direta da tensão, mas também uma justificação do doente para se subtrair à responsabilidade. Nós mesmos optamos pelos méritos e pelo reconhecimento, tentamos obter afeto dessa forma, mas o medo do fracasso e, com ele, o (imaginário) menosprezo do meio estão literalmente programados.

Por isso, de vez em quando, as dores de cabeça (a enxaqueca) tornam-se tão fortes que já não se pode esperar que tal doente "dê rendimento". O doente de enxaqueca procura a fuga da realidade para não cumprir certas tarefas. Também um profundo descontentamento ou agressões inconscientes contra "uma força maior" podem desencadear os ataques. Quem tem de resignar-se perante uma situação (ou devesse fazê-lo) embora tenha planejado sua vida de forma diferente, expressa através da enxaqueca "a sua fuga".

Outra causa para a enxaqueca são as dificuldades e os problemas inconscientes no aspecto sexual. Produzem-se normalmente duas atitudes contrárias nos doentes de enxaqueca: por um lado, a supressão total da sexualidade e, por outro, a supercompensação, a "exibição", a abertura e o relaxamento forçados. Ambas as atitudes expressam que esse tema comporta problemas para o afetado. No entanto, o doente não está disposto a enfrentar a realidade no seu nível, pois tem medo de entrar no tema em nível físico. Por isso, transfere o tratamento do problema para a cabeça, onde a tensão reinante se descarrega como enxaqueca ou cefaléia.

O que é preciso fazer

Deve-se perguntar: "Sou demasiado ambicioso, esforço-me demasiado por chegar ao topo? Sou demasiado obstinado e tento atravessar a parede com a minha cabeça? O que é que me faz quebrar a cabeça?" Muitas vezes existe uma dualidade entre o que consideramos justo em nível mental e o que gostaríamos de viver, e isso determina o aparecimento da pressão. Por isso, deveríamos ser mais consequentes com o nosso instinto e não nos basearmos somente no nosso intelecto. Com o intelecto rejeitamos as circunstâncias em vez de aceitarmos a vida tal como é. Devo tomar consciência de que estou vivendo agora tal como sou, estou vivendo a partir da minha realidade interior e não a partir da minha ideia, o que me faz comportar-me de outra forma.

CÃIBRAS

A vida é um constante fluxo e intercâmbio de energia, um nascer e morrer, uma permanente construção e destruição. Em termos ideais, todos os âmbitos da nossa vida e todas as partes do nosso corpo são abastecidos uniformemente de energia.

No entanto, se preferirmos determinados atos, atitudes ou opiniões, se nos concentrarmos num único aspecto, voltarmos sempre a adotar a mesma posição ou nos obstinarmos em determinadas opiniões e ideias fixas, também nos tornaremos rígidos em nível físico. Se um músculo recebe a informação permanente de contrair-se, torna-se rapidamente incapaz de atuar e de mudar devido à sobrecarga. Se tentarmos por todos os meios alcançar o nosso objetivo sem nos interrogarmos se o caminho que seguimos é o correto ou se precisa ser retificado, estamos nos comportando de maneira errada. Não nos devemos esquecer de que o curso natural da vida é uma formulação constante de perguntas e respostas e uma dinâmica reorientação para adaptar-se às circunstâncias em permanente mudança.

As cãibras assinalam rigidez, estresse e temor das mudanças. São a mensagem para que relaxemos e reflitamos.

O que é preciso fazer

Quem sofre muitas vezes de cãibras deve analisar se a sua posição em certos aspectos é adequada ou demasiado parcial, obstinada ou rígida. Quem trabalha com intensidade e excessiva ambição deverá buscar melhor organização do seu trabalho. Quem, pelo contrário, trabalha todos os dias com desinteresse e deve fazer grandes esforços para cumprir o seu dever, deveria tentar descobrir a razão do seu descontentamento e da sua resistência interior. Talvez tenha de mudar de profissão, talvez seja necessário uma conversa com o cônjuge ou com o seu superior. Talvez as suas próprias ambições devam ser reduzidas, ou a verdadeira tarefa seja ser paciente. As causas podem ser múltiplas, mas podem ser averiguadas analisando os momentos em que se tem as cãibras.

CÂNCER

Cada pessoa tem, aproximadamente, 200 000 células cancerosas no seu corpo. Como o nosso corpo se compõe de 60 bilhões de células, não é um número muito elevado. Todos os dias regeneram-se cerca de 100 000 milhões de células. Portanto, todos temos um câncer potencial; é um estado natural.

As células cancerosas são débeis e têm um menor índice reprodutor que as células sãs do corpo. Além disso, em determinadas circunstâncias podem regenerar-se e voltar a ser células sadias.

O sistema de defesa do organismo é suficientemente forte para destruir as células degeneradas quando as reconhece como tal. Só existe perigo se uma pessoa bloquear o seu sistema defensivo, mesmo que de forma passageira. O processo é provocado por cargas psíquicas, estresse, álcool, drogas, amargura, ódio, solidão, tristeza excessiva, mas também por má alimentação, respiração insuficiente, focos patogênicos nos dentes, amígdalas ou fossas nasais. Também as zonas de excitação geopática, as chamadas radiações da terra, podem ter um papel.

Consequentemente, existem fatores especiais que favorecem o câncer, os quais se baseiam quase sempre numa atitude mental incorreta. As pessoas nessa situação tendem para a autocompaixão ou inclinam-se a conservar no espírito velhos rancores. Não são capazes de perdoar nem de cuidar e manter uma relação humana. Têm um conceito pobre da sua própria valia e a sensação de não serem estimadas, ou até rejeitadas. Muitas vezes, estas sensações têm sua origem na infância.

O cancerólogo alemão Dr. Hamer investigou os critérios sobre a formação do câncer e averiguou que as seguintes características podiam ser comprovadas através da histologia:

1º critério

O câncer tem origem em virtude de uma tragédia pessoal não superada, juntamente com o isolamento interior. Produz-se com maior facilidade quanto pior for o estado geral da pessoa. Portanto, contribuem três causas:

a) Uma tragédia pessoal.
b) Defesas reduzidas do corpo.
c) Isolamento interior.

Quando se ultrapassa um determinado valor-limite, pode desenvolver-se um câncer.

2º critério

A natureza da tragédia pessoal determina a localização do câncer.

a) Câncer de mama (especialmente em mulheres):
A relação psíquica do casal sofre sérias perturbações. Isto pode referir-se também aos filhos, ao chefe, a um professor, às pessoas afetivamente mais próximas.
b) Câncer dos brônquios (quase só em homens):
Este tipo tem as mesmas causas que o câncer de mama.

c) Câncer do colo uterino:
Conflitos sexuais, também num sentido mais amplo.

d) Focos redondos de câncer do pulmão:
Angústia mortal em homens e mulheres.

e) Câncer do estômago e dos intestinos:
Algo não pode ser aceito e somos confrontados constantemente com isso.

É interessante assinalar que, até há pouco, o câncer do colo do útero era a forma mais frequente de câncer nas mulheres. Após a onda de liberalização sexual e da pílula, o aspecto sexual foi desprovido da repressão que o acompanhava, o que beneficiou a tal ponto as mulheres que esta forma de câncer diminuiu de forma notória.

3º critério

O desenvolvimento do câncer corresponde paralelamente ao processo do tratamento e aos seus efeitos, o que neste caso significa também a superação da matéria conflituosa que provocou a doença. Isto aplica-se tanto à intensidade como ao tempo e à detenção total da doença. Daí parte a seguinte teoria do câncer:

1. O câncer é produzido por um bloqueio das defesas do corpo, desencadeado por um programa psíquico incorreto.

2. O câncer desenvolve-se durante o tempo e na dimensão do programa incorreto.

3. Se for resolvido o acontecimento desencadeador, o câncer fica inativo.
O tempo de desenvolvimento da doença, segundo o Dr. Hamer:

a) Câncer de mama: 2-3 meses

b) Câncer dos brônquios: aproximadamente 18 meses

c) Câncer do colo do útero: 12 meses

d) Focos redondos do pulmão: 7 meses

e) Câncer dos ovários: 5-8 meses

f) Câncer do corpo uterino: 5-7 meses

Após estes prazos, o câncer pode começar a ser detectado. O momento preciso depende de alguns fatores, como a sua localização, sensibilidade e aspectos similares.

A nossa saúde reflete a nossa maneira de viver. Se queremos melhorar o nosso estado de saúde, temos de melhorar a nossa forma de viver. Uma doença é sempre um sinal para abandonarmos o caminho em que nos encontramos nesse momento.

As pessoas que apresentam maior propensão para contrair câncer são as que reprimem os seus sentimentos. Quando vivem uma tragédia pessoal, não conseguem dominar as suas reações e são dominadas por elas.

O Dr. Masaharu Taniguchi diz, com razão, que o câncer é a consequência da proliferação de sentimentos negativos na alma. O corpo não faz mais do que refletir os estados da alma. Se o organismo se torna estranho em alguns aspectos, significa que também há algo de estranho na mente que deve ser analisado e resolvido.

A importância deste conhecimento foi demonstrada por uma investigação levada a cabo nos EUA com 4 000 doentes de câncer. Todos, sem exceção, tinham sofrido, no passado, uma fase não superada de depressão e esta indicava também o início da sua doença.

O câncer não só se manifesta no corpo como também na atitude mental, na relação do casal e no trabalho. Por isso, não faz sentido curar apenas o corpo; as metástases mentais voltariam a desencadear o mal.

O que é preciso fazer

Em primeiro lugar, deve-se ter consciência do problema que desencadeou a doença e superá-lo. Isto pode ser feito através de uma terapia de conversação, psicoterapia ou por meio da iniciação à filosofia vital. Em todos estes métodos a religião de cada um tem um papel importante.

Através da localização do câncer e da linguagem dos sintomas temos uma indicação clara do âmbito em que se encontra o problema. Pode-se ter também uma indicação temporal sobre o período de formação. No entanto, deve-se ter em conta que o problema desencadeador pode hibernar durante algum tempo antes de desenvolver a doença.

Uma vez assimilado o conflito desencadeador, a úlcera cancerosa pode dissolver-se ou fechar-se, em relação direta com a eficácia com que o conflito vier a resolver-se.

Também é necessário elevar o mais possível o limiar das defesas do corpo, porque a força curativa em nós mesmos é o melhor medicamento.

Sobretudo, deve-se mudar a maneira de viver para que, no futuro, não possam ocorrer conflitos insolúveis.

Além disso, deve-se melhorar a alimentação e evitar o consumo de todos os tóxicos, sobretudo a nicotina, o álcool e a cafeína em excesso. Dentro do possível, deve-se evitar a carne e os alimentos desnaturalizados.

Já que não é possível escapar de todo às substâncias tóxicas no ambiente, devemos, pelo menos, apoiar o nosso corpo na sua defesa e na sua função de desintoxicação. Muito benéficas para isso são a vitamina C e a levedura de cerveja. Favorecem e protegem o fígado, principal órgão de desintoxicação. Além disso, normalizam a flora intestinal.

Os focos patogênicos e os campos de perturbação, como as amígdalas ou os seios frontais, que costumam inflamar-se de forma crônica, e os dentes com cárie são alguns dos aspectos que se deve detectar e eliminar.

O que é preciso para prevenir

É bom tentar uma introspecção noturna em que se procure compreender os fatos e os processos de pensamento, assim como as dificuldades sentidas durante o dia que decorreu, com o objetivo de evitar a acumulação de conflitos sem resolução. E mal nos levantemos de manhã, deveremos preparar-nos para enfrentar o novo dia com ânimo positivo, encorajando-nos para tudo o que seja positivo.

Existem muitos fatores que desencadeiam o câncer, mas há uma causa primária: a poluição e intoxicação do mundo interior. Além disso, existe também uma causa secundária: o medo do câncer, literalmente cultivado e fomentado pela chamada informação sobre as suas diferentes causas.

Muito benéfico é o seguinte exercício de imaginação: represente no seu pensamento de maneira plástica a ação dos poderosos glóbulos brancos quando se lançam sobre as débeis células cancerosas e as destroem. Encha a sua consciência com pensamentos positivos. Encontre em si mesmo a certeza de que o corpo é suficientemente forte para acabar com o câncer, que a causa está detectada e eliminada e que, com isso, a doença desaparece. O processo interior de cura avança rapidamente se o doente acreditar nessa capacidade do seu corpo.

Mas o mais importante é a religião, isto é, a união com o princípio ordenador da Criação. Trata-se de descobrir o sentido da vida e compreender os processos de nascimento e de morte. Quem se sente como alma de duração eterna e está preparado, em harmonia com a vida, para cumprir com a sua função, não pode – e esta é a minha íntima convicção – ter câncer.

CÁRIES

Os nossos dentes servem para trabalhar, "desmontar"e pré-classificar as coisas que ingerimos, de que nos ocupamos também em nível mental.

A cárie significa que as ferramentas que utilizamos para mastigar são defeituosas; falta-lhes firmeza, dureza e substância. Mas também indicam carências interiores, falta de capacidade para enfrentar resistências e durezas externas, falta de substância interior para superar circunstâncias adversas. Quem evita as dificuldades, quem ignora os problemas em vez de resolvê-los, quem não enfrenta a vida, fica desprovido das suas ferramentas, que se tornam inúteis. Então, os "alimentos" em forma de papa, isto é, sem pedaços sólidos, sem ossos (problemas, obstáculos) são a única forma de os dentes enfraquecidos poderem continuar a cumprir, de forma imperfeita, a sua função.

Consequentemente, o melhor remédio contra a cárie – para além do cuidado com os dentes – não é o flúor, mas abrir caminho à própria ação. A disposição para a disciplina e para a firmeza tem um efeito saudável em todo o indivíduo.

CATARATAS

As cataratas têm origem em uma perturbação do metabolismo. O cristalino é alimentado de uma maneira incorreta ou insuficiente, e ficam nele restos resultantes do metabolismo que turvam a vista e também a córnea. A doença pode produzir-se de repente, em consequência de acontecimentos infelizes ou com a visita de pessoas indesejadas, e desaparecer com a mesma rapidez. Muitas vezes, é associada a diabetes. Esta doença indica que o afetado deforma a realidade; a visão nebulosa tranquiliza-o.

Torna-se benéfica uma mudança de alimentação, o que significa, em nível mental e psíquico, que devemos evitar no futuro assimilar as impressões erradas. Além disso, é necessário eliminar a falta de movimentos e voltarmos a ser mentalmente mais flexíveis para não tornarmos rígidas as nossas opiniões. Temos de mudar também, em geral, a nossa maneira de viver incorreta, isto é, reconhecer e voltar a observar as leis vitais em nível mental e psíquico.

Também o jejum é muito benéfico. Além disso, devem-se melhorar os costumes respiratórios e o doente deve voltar a participar do mundo exterior, pelo menos mais do que fazia até ao momento. Literalmente, isto significa dar e receber a sua parte. Se a catarata surge relacionada com diabetes, significa que devemos voltar a aprender a dar amor e a recebê-lo quando nos é oferecido.

Enquanto isto não acontecer, ou só se realizar de modo insuficiente, não vemos as coisas com clareza, e assim também se turva a nossa córnea e, com ela, a nossa vista, até que perdemos totalmente a capacidade de perceber as coisas tal como são realmente. Negarmo-nos a ver alguma coisa acabará por ter a consequência de já não conseguirmos vê-la.

CATARRO

A base mental de um catarro é fácil de reconhecer observando os dados externos. Ficamos "cheios" de alguma coisa. O catarro surge sempre em uma situação em que nos sentimos sobrecarregados e procuramos uma razão para desistir, porque nessa altura não estamos dispostos a enfrentar a exigência indesejada. Todos compreendem que precisamos abandonar semelhante situação; no fim das contas, dói-nos a cabeça, o nariz escorre, os olhos choram e todo o corpo reage de maneira irritada. Em nível físico, estes sintomas são sinais óbvios da nossa sensibilidade. Se, apesar disso, alguém se aproximar demasiado de nós, manteremos a distância espirrando ou tossindo.

Por outro lado, o resfriado obriga a pessoa com um desejo excessivo de contato a manter mais distância e a voltar-se um pouco mais para si mesma. Também a inflamação das amígdalas indica que já não podemos nem devemos "engolir" tudo, mas que deveríamos viver mais na realidade do nosso verdadeiro ser e não continuar a inchar-nos com coisas externas. Em todo o caso, o catarro faz sempre fluir algo, há uma limpeza interna da qual o corpo e a alma saem fortalecidos... até voltarmos a estar "cheios".

Catarro, ver também *Resfriado*.

CEGUEIRA

Estar cego significa não ver nada, não poder reconhecer nada. O cego não pode ver a realidade e as relações entre as coisas, vendo-se por isso obrigado a "entendê-las". No exterior não pode ver nada; e o olhar dirige-se necessariamente para o seu interior. O cego deve reconhecer e entender o seu interior, tem de ocupar-se diretamente, através de outros sentidos, do seu meio, para continuar a desenvolver-se.

A cegueira parece-nos uma desgraça particularmente dura, embora o exemplo seguinte nos devesse fazer refletir: através de certa técnica cirúrgica, pode-se restituir a vista a alguns cegos, mas o resultado é assombroso: os "doentes" não se desenvolvem tão bem como seria de esperar. Pode ser que haja outros casos de uma grande felicidade após uma intervenção parecida, mas há um aspecto seguro: a cegueira não é um golpe que a sorte nos atira "às cegas", mas o aviso direto da vida para aprendermos a entender as coisas, confrontando-nos realmente com o meio através do tato.

A cegueira pode ser a consequência de uma visão anterior errada. Tinha fechado os meus olhos ao mundo, não queria vê-lo, estava cego perante a realidade.

A cegueira é, de algum modo, um convite a não ignorar a mim mesmo, mas a ver-me tal como sou na realidade.

O que é preciso fazer

O cego está privado da visão exterior e, portanto, é obrigado a dirigir o seu olhar para o interior e a viver segundo a sua imagem interna. De qualquer forma, com os olhos não vemos mais de 8% de todo o espectro; 92% da realidade é "invisível" aos nossos olhos. Sabemos disso, mas muitas vezes comportamo-nos como se o que vemos fosse a totalidade. Só acreditamos no que podemos ver e, para além disso, consideramo-nos realistas. Portanto, a cegueira é também uma oportunidade (muito cara) para nos concentrarmos, à força, nessa maior percentagem da realidade que, em geral, ignoramos.

Só se formos capazes de aceitar que um defeito físico não é uma catástrofe poderemos tirar proveito dele e não deixar que o nosso impedimento nos negue a possibilidade de continuar a viver como até agora, sob outras perspectivas. Assim, a cegueira pode ser um caminho que ensina a ver e leva, em última análise, a um maior conhecimento.

CIÁTICA

As dores ciáticas são o sinal de uma sobrecarga real ou sentida como tal sem o ser. Sobrecarregamo-nos demasiado ou tivemos exigências excessivas; suportamos responsa-bilidades demais ou adiamos os nossos problemas de modo a que a nossa vida se torne cada vez mais difícil. Eventualmente, as afecções ciáticas estão também relacionadas com problemas econômicos e com o receio do futuro. Ou então vão-se arrastando conflitos do passado.

Como expressão física desta sobrecarga, os discos cartilaginosos da coluna vertebral sofrem uma espécie de esmagamento e pressionam os nervos da região. A dor resultante obriga ao descanso e à "reflexão" para encontrar uma via que permita que a pressão desapareça. Portanto, deveríamos interrogar-nos sobre o porquê de estarmos nos sobrecarregando tanto. "Que pretendo demonstrar com isso? A quem e por quê quero demonstrar algo?" Além disso, também deveríamos interrogar-nos: "Considero-me insignificante? Estou tentando compensar esta sensação de inferioridade através de um alto rendimento? Será possível que não goste suficientemente de mim? Ou estarei simplesmente amargurado porque a vida não é como gostaria que fosse?"

O que é preciso fazer

Se determinados fatos com os quais não estamos de acordo e não admitimos nos “atacam os nervos”, cria-se uma dolorosa pressão interior que nos faz tomar consciência de que, com o nosso comportamento, estamos nos prejudicando. Pode ser um aspecto da própria personalidade aquilo que não admitimos e não podemos expressar. Submetemo-nos às circunstâncias e adotamos uma determinada posição rígida que não é autêntica. Deveríamos ter a coragem de nos aceitarmos, mesmo que o meio não nos aplauda. Quem assume também os aspectos aparentemente imperfeitos da sua personalidade para que possam ser vividos e solucionados perde os seus sintomas e consegue fazer desaparecer a tensão.

O que é que nos impede de dispor da nossa vida de uma forma renovada? Por que não podemos mudá-la agora mesmo? Assim, o descanso forçado pode ser aproveitado de forma inteligente, o verdadeiro problema resolve-se e as dores desaparecem.

CIRCULAÇÃO (problemas de)

A circulação sanguínea simboliza as correntes interiores na vida do homem, a recepção e distribuição de energia, a penetração do sangue (da própria substância) em todos os âmbitos do próprio ser. Quando se espera realizar uma atividade, a circulação é estimulada, e também em caso de excitação, o pulso acelera para preparar energia suficiente para as ações previstas e evacuar mais rapidamente os resíduos nocivos. A circulação sanguínea e as vias sanguíneas são o sistema de tubulação do nosso “motor interior”.

Uma tensão baixa indica que o nosso motor funciona em regime de economia restrita, que não dispomos de energia suficiente para as atividades. Esta carência é causada pela indiferença interior, muitas vezes inconsciente, perante determinadas atividades e atos, e também por medo e desânimo. Quem não vê sentido na sua vida, quem não sabe por que está cumprindo o seu trabalho e que proveito real lhe traz, projetará também a sua falta de energia interior para o exterior. Através da hipotensão salienta: "Não tenho vontade de fazer nada, não faz sentido, não leva a lugar nenhum".

O típico café da manhã que infunde ânimo substitui a espontânea e verdadeira motivação que deverão ser a vontade de trabalhar e a alegria em geral. A pessoa que bebe café só fica animada depois de ingerir a sua dose diária, que estimula o seu corpo como se lhe injetassem adrenalina.

Este costume é um sinal de rejeição, aversão ou indiferença perante o cotidiano, perante um dia programado. Quem, de alguma forma, não está contente com a sua profissão, com o seu lazer e a sua família, quem tem dificuldades que não queria resolver, mas, se possível, fazer desaparecer, dormirá esgotado pelo peso do dia e voltará a acordar cansado e sem energia.

Só se os ciclos da vida voltarem a ter sentido serão obtidos a curto prazo pequenos êxitos; a pessoa voltará a ser ativa e tomará a vida nas mãos, a circulação sanguínea se adaptará à nova atitude vital e estará preparada para que se possa realizar o desejado.

As perturbações periféricas da irrigação sanguínea, em contrapartida, indicam que em princípio se admite a atividade, que existe também a vontade de mudar o necessário na própria vida, mas que o eu abandona âmbitos e determinadas tarefas da vida. As mãos frias simbolizam medo ou aversão contra uma determinada ação ou que a pessoa tem alegria de viver, embora não se atreva a manifestar-se, a intervir, pois tem medo das possíveis consequências.

As perturbações da irrigação sanguínea nos pés são um sinal de que a pessoa não se sente totalmente à vontade no lugar que ocupa na vida. Não se sente suficientemente enraizada, evita o contato com o solo. Por isso, retira a sua sensibilidade dos pés. Quem se sente bem no seu lugar e não se sente ameaçado ou sobrecarregado ganhará confiança no "terreno", o que será registado no plano emocional.

Uma tensão alta, patente no rosto avermelhado de uma pessoa colérica, mostra que o motor interior funciona em alta pressão, que acumula e dispõe de muita energia, mas que ao fim esta não se transforma em ação, porque a pessoa consegue dominar-se e controlar-se. Quem aprende a compreender as suas agressões, a tratá-las, quem ganha segurança em si mesmo para levar adiante os seus atos, inclusive contra resistências exteriores, quem abandona o medo das consequências das suas decisões, regulará também a sua circulação sanguínea para um ritmo normal.

Outra razão para a hipertensão pode ser a pessoa estar "pressionada", sentir-se sobrecarregada, ou tentar agradar a todos, mas criando agressões interiores. Nesse caso, tem de aprender a dizer "não" e a fortalecer a sua auto-estima, para não ter de dar provas da própria eficácia.

O colapso da circulação mostra que o equilíbrio está perturbado. A circulação sanguínea consiste em uma frágil cooperação de movimentos, de excitação e de relaxamento, de atividade e de passividade. Há um constante equilíbrio. É a "substância" do homem. Através da influência de um choque, ou por causa da pequena coisa que "faz transbordar o copo", esse equilíbrio interior pode chegar ao colapso. A complicada cooperação das diferentes partes da substância é perturbada por um repentino peso excessivo de um dos dois lados, por angústia ou por outra súbita e forte energia.

Esse colapso pode ser prevenido se não suprimirmos conflitos sob a nossa consciência, deixando-os acumularem-se aí. Quem resolve as situações após aparecerem problemas e quem não rejeita experiências dolorosas mas, pelo contrário, as enfrenta, previne um possível colapso. Já não será surpreendido pelos acontecimentos. Tampouco precisará evitar, através de um colapso da circulação sanguínea, a responsabilidade perante os problemas que deve solucionar. Isso porque quem, nesse caso, acorda da sua indiferença, fica diante da mesma imensidão de problemas. Portanto, por que não aproveitar a força e o tempo para atacar e resolver as tarefas presentes?

COLITE

Os sintomas da colite são dores nos órgãos digestivos e diarreias sanguinolentas e viscosas.

O sangue e as mucosidades são substâncias fundamentais que simbolizam a própria vida e a sua origem. O doente de colite liberta partes dessa substância, pode-se mesmo dizer que está sacrificando partes do seu ser ou da sua alma por amor ao seu meio. Mas não é nem sequer o amor ao meio ou a outra pessoa que provoca essa reação; é muito mais provável que esteja manifestando o medo de criar uma personalidade própria, uma opinião pessoal e uma posição individual perante a vida. A verdade é que uma personalidade própria e uma opinião individual encontram-se muitas vezes em oposição a outras opiniões, exigindo, portanto, uma certa capacidade de dureza e a qualidade de saber impor-se com firmeza. É isto que falta ao doente de colite. Submete-se e prefere abandonar a sua posição para evitar conflitos.

O doente deverá aprender a impor-se, a manter pontos de vista que estejam justificados de modo a defendê-los com calma e firmeza. A segurança e a autoconfiança deverão ser reforçadas, assim como a capacidade de comunicação de forma clara e aberta.

CONJUNTIVITE

Uma conjuntivite indica que existe um conflito que não queremos enfrentar. Faz-nos saber que devemos olhar conscientemente o que não queremos ver e expressa-nos a razão pela qual fechamos os olhos a essa dificuldade. O sintoma exige que enfrentemos o conflito, sendo sinceros conosco.

O que não se vê dói e irrita, causa dano. Mas o afetado resiste a ver, pois o que vê exige demasiado dele ou, simplesmente, não está de acordo com isso. De certa forma, tem uma atitude negativa para com a sua própria visão.

O que é preciso fazer

Em primeiro lugar, devemos aprender a olhar tanto o mundo exterior como o nosso próprio mundo interior, tal como somos. A seguir será preciso que nos interroguemos sobre o que nos incomoda ou nos dói ver e o que nos impede de vermos a nós mesmos: com cada novo olhar, temos oportunidade de ver as coisas sob outro aspecto. Portanto, devemos permitir que a realidade nos informe e harmonizar os dados do exterior com o nosso mundo íntimo e a nossa visão pessoal.

A solução é obtida quando se elimina o conflito: a conjuntivite desaparece.

CONSTIPAÇÃO

A constipação caracteriza-se por vários sintomas com alta carga simbólica que serão examinados um a um:

O doente *está com o nariz tapado.*

Alguma coisa à sua volta foi excessiva para ele, o seu nariz está tapado, a respiração e, com ela, a assimilação de fatos significativos exteriores está dificultada. Já não está disposto a enfrentar outros problemas.

Dói-lhe a cabeça.

As muitas coisas que se precipitam sobre a pessoa constipada "quebram" a cabeça, pelo que não consegue assimilar nada.

Está rouco, não pode falar.

A comunicação com os outros está perturbada. O doente não quer enfrentar o seu meio, para o que tem agora ainda mais dificuldades em virtude da inflamação ou da dor de garganta. É um sinal de que não deveria preocupar-se com o exterior nesse momento, mas apenas com o seu espaço íntimo. A laringite também possibilita ao doente *ladrar*, simbolica-mente, ao seu interlocutor.

As amígdalas estão inchadas.

O doente tem dificuldade em engolir, não pode ou não quer *engolir* nada, aceitar qualquer coisa.

Em resumo, a constipação oferece ao doente a possibilidade de distanciar-se durante algum tempo do seu meio ("Não se aproxime, pois vou contagiar você!") para esclarecer o seu problema. Por outro lado, os sintomas fazem-no desentender-se com o que o rodeia.

A constipação mostra-me que o meu interior esfriou, que me falta calor porque vivi segundo a minha razão e não segundo o meu coração. Obriga-me a ocupar-me de mim mesmo, a deixar de *engolir* o que não faz parte de mim.

Uma constipação indica também: "Comportei-me segundo uma escala de valores que não partilho, deixei entrar algo estranho no meu interior. Mas o estranho não me interessa. Enfraquece-me".

Deixo-me contagiar por outros, pelo seu comportamento errado. Agora estou me defendendo contra a incitação a comportamento estranho porque está me enfraquecendo. Um resfriado quer dizer-me que não tenho confiança em mim, que não tenho a segurança de atuar corretamente a partir do meu interior. Agora o meu corpo está tentando desfazer-se do estranho. Estou magoado pela minha conduta, estou "cheio" da minha abnegação. Quero expulsar tudo o que não me é próprio, tossindo, assoando-me, deixando-o fluir. Mas o caminho está bloqueado e impede-me de pensar claramente, inibe-me de me orientar segundo a minha razão.

O que é preciso fazer

O doente deve voltar a ocupar-se de si mesmo. Para atacar o nó do problema tem de descobrir o que não o entusiasma. Deve refletir sobre o que pretende manifestar e "deixar sair" em concreto e o que é aquilo que não exprime e que menciona.

Deve interpretar o que quer dizer realmente e encarar em que medida aceitou ideias e atitudes estranhas sem "contar" com a sua própria intuição. Deveria interrogar-se:

"Em que é que errei e me fragilizei? Em que é que abusei e ampliei a minha personalidade?" A garganta está afetada e dói porque agora rejeita o que não constitui as suas próprias expectativas. Quem gosta de si mesmo e escuta a voz do seu coração já não pode abrigar coisas estranhas e erradas.

COSTAS (problemas das)

A coluna vertebral dá firmeza e apoio ao corpo; graças a ela mantemos a nossa posição ereta. Os problemas das costas têm a ver com a posição mental, com o apoio e a honestidade. Indicam uma sobrecarga, quase sempre mental, da qual muitas vezes não nos queremos dar conta. Frequentemente, temos também a sensação de que alguém está nos negando o apoio de que pensamos necessitar, porque nas costas se encontra a fonte da força da mente e da força em si. Em muitos casos, trata-se, essencialmente de um apoio emocional que pensamos que falta.

As dores crônicas das costas no homem são muitas vezes um indício de frustração, profissional ou sexual, e na mulher relacionam-se mais com fracassos emocionais. As dores na parte inferior das costas mostram que existe o desejo de realizar uma ação predeterminada, mas que por alguma circunstância não pode ser levada a cabo. Também pode significar uma retirada mental, por exemplo, se desejamos afastar-nos de uma situação ou escapar rapidamente de um assunto conflituoso. Se há dores nas costas, estamos arrastando algo que já não podemos suportar e de que, muito menos, nos podemos desfazer. Pode tratar-se de temores, sentimentos de culpa, antipatias, problemas ou preocupações. Esta vontade reprimida, que não se traduz em ações positivas, provoca uma posição mental e psíquica, que se manifesta fisicamente nas costas.

DEPENDÊNCIA (em geral)

Não há dúvida de que quase todos têm no seu interior uma ânsia de afirmação pessoal. Nem sempre estamos satisfeitos com aquilo que somos e é frequente termos um sentimento de inaptidão pessoal para alcançar objetivos. Por outro lado, procuramos algo mais, um eu ideal, tentamos conseguir uma consciência mais elevada. Mas enquanto andamos à procura não vivemos aqui e agora, pois o mero fato de perspectivarmos a procura cria uma situação em que a finalidade parece inexequível.

Uma dependência indica que estamos pendentes da satisfação, que procuramos o nosso verdadeiro ser em vez de reconhecermos que já possuímos tudo o que estamos procurando de forma tão desesperada e que estamos vivendo em estado de utopia.

O tipo de dependência que tenho indica a qualidade da minha ânsia. A dependência do trabalho mostra que penso não estar rendendo o suficiente. Se não estou contente com as minhas realizações, procuro compensação no êxito, no bom aspecto e no reconhecimento.

Se me rejeito fisicamente, encontro uma (aparente) solução, por exemplo, na gula. Mas a comida apenas preenche artificialmente o vazio interior e agrava o problema, porque depois ainda estarei mais descontente com o meu físico.

A dependência das *drogas* é marcada pela procura da ampliação da consciência. A droga estimula-me durante um curto espaço de tempo, mas depois faz-me sentir, de uma maneira ainda mais intensa, o doloroso aperto da minha consciência. O tóxicômano quer chegar à meta sem ter de percorrer o caminho, isto é, sem trabalhar em si mesmo e sem se desenvolver.

O *alcoolismo* apaga momentaneamente os problemas e sentimentos, em vez de resolvê-los. A mente está aturdida e, por isso, o indivíduo não vê as tarefas durante um certo tempo, sente-se leve, sente-se livre, está descontraído e alegre como se não houvesse problemas, mas a partir do momento em que o efeito diminui, vem, inevitavelmente, a ressaca.

Também a *mania de viajar* é um sinal de que gostaríamos de ter ido mais longe do que aquilo que realmente fomos, que queremos avançar o mais rapidamente possível. Mas procuramos no nível errado, no exterior, em vez de dirigirmos a nossa atenção para o interior.

O que é preciso fazer

A solução é reconhecer que devemos encontrar satisfação no nosso próprio ser. Qualquer procura dirige-se sempre para o futuro, mas não podemos encontrar no futuro aquilo que procuramos. A procura chega ao seu fim a partir do momento em que nos tenhamos encontrado e nos aceitemos tal como somos. Teremos chegado à meta e já não precisaremos da dependência.

DEPRESSÃO

A depressão pode manifestar-se de formas muito diferentes, que vão desde a debilidade de energia e ligeiro abatimento, cansaço, perturbações do sono, sensação de opressão, dores de cabeça, perturbações do apetite, obstipação e perda de peso até à apatia total. Os indícios de uma depressão são tão variados – e individualmente variados – que pode ser difícil fazer o seu diagnóstico seguro.

Podem-se distinguir três tipos de depressão, embora muitas vezes as suas características sejam intercambiáveis e algo confusas.

1. A depressão por motivos físicos

Pode ter a sua causa num ataque de apoplexia, num traumatismo cerebral, em um tumor cerebral ou na arterio-esclerose. Mas também pode ser consequência de um enfarte cardíaco, uma insuficiência por estados dolorosos crônicos, uma infecção por vírus ou uma perturbação da secreção de hormônios. Também pode ser causada pela ingestão de certos medicamentos.

2. A depressão endógena

Este tipo de depressão provém, como o termo indica, do interior. É frequente que haja uma predisposição que se manifesta quando a pessoa se encontra sob uma forte carga psíquica. O doente sente-se vazio, está abatido, apático, pesado e sem capacidade de revelar sentimentos. Não só é incapaz de manifestar alegria, amor e interesse, como tampouco sente tristeza, ira ou compaixão. É-lhe impossível participar dos acontecimentos do seu meio, pois a sua sensibilidade está adormecida.

3. A depressão psicogênica

Denomina-se também depressão reativa, e é originada por uma reação incorreta às condições exteriores, no decurso de experiências que a pessoa não conseguiu superar. Como lhe é impossível assimilar as suas tensões internas, desliga-se dos acontecimentos. As pessoas mais velhas sofrem de solidão quando perdem o seu cônjuge. Têm também uma sensação dolorosa, particularmente pela perda de poder e prestígio. É muito comum sentir-se excluído, sem ter visto ainda nenhuma possibilidade de dar um novo sentido à sua vida. Não é a velhice que provoca a depressão, mas a falta de capacidade para lidar de maneira conveniente com a mudança das circunstâncias.

A depressão ligeira é normal, se surgir apenas de vez em quando e em períodos de maior carga. Mas se o abatimento perdura e a energia é obstruída de forma permanente, deve-se reagir para recuperar o ritmo de vida normal. As causas da depressão são muitas vezes:

1. Uma infância difícil, exposta a sofrimentos e com poucas experiências de êxito. Mas esse período difícil da vida também pode ser superado posteriormente, através de um sistemático comportamento adequado.

2. A existência de agressões escondidas. Quem abriga agressões contra outras pessoas, mas não vive essas agressões porque tem a sensação de não poder defender-se, dirigirá essa agressão contra si mesmo. O depressivo sabe que não está se importando de forma suficiente e essa constatação está ligada, muitas vezes, à ideia de estar rendendo abaixo das suas qualidades e de estar obtendo poucos benefícios.

3. Rejeição da responsabilidade. O depressivo sabe que deveria agir, mas nega-se a suportar as consequências dos seus atos; nega-se inclusive a enfrentar as suas dificuldades.

Quem suspeita que sofre de depressão deveria responder sinceramente às seguintes perguntas:

- Perdi a capacidade de ter sentimentos?
- Ainda há algo que me interesse?
- A minha capacidade de pensar de maneira concentrada e a minha força de decisão diminuíram, ou o meu prazer sexual decaiu?
- Desenvolvi uma imagem negativa de mim mesmo, ou afeta-me uma auto-estima perturbada?
- Sofro muitas vezes, ou sempre, de perturbações do sono?

Evite:

1. Persuadir o afetado a procurar companhia alegre ou mandá-lo para férias ou para uma cura especial.

2. Dizer que tudo isto não é assim tão grave e que, de qualquer forma, passará rapidamente, ou explicar que nós próprios teríamos superado perfeitamente algo semelhante.

3. Dizer ao depressivo que se domine e que não se deixe ir abaixo.

4. Desdenhar as ideias de suicídio que eventualmente passem pela cabeça do deprimido; pelo contrário, é preciso estar alerta contra elas para ajudá-lo a superá-las.

Procure:

- Ajudar o outro a investigar a história da sua vida e a encontrar juntos a verdadeira causa.

- Mostrar-lhe que gosta dele e o respeita e que será acompanhado em tudo.
- Estar preparado para as mudanças de humor e ajudar o outro de maneira paciente e cuidadosa, a clarear a sua consciência, para voltar a ser ele próprio.

A depressão indica:

- Algo que me oprime e me convida a eliminar a pressão. Se algo em mim se encontra sob pressão, isso se estende a toda a minha pessoa. Há algo de que fugi ou algo que impedi que acontecesse, pelo que o meu verdadeiro eu está incompleto, e isso cria a opressão. Se não permito uma manifestação, uma "explosão", há uma "implosão"; a energia negativa acumulada dispara para dentro.
- Reprimi o meu verdadeiro ser e agora me encontro num período difícil que me obriga a interiorizar-me em mim mesmo para me salvar. Esse período é um convite para me aceitar a mim mesmo.
- Não me atrevia a ser eu mesmo, recusava ver a realidade, não me aceitava tal como sou. Mas já vimos que não se podem abandonar parcelas de si mesmo sem o perigoso risco de se trair a si próprio. Para isso não se deve esconder nada, não se deve temer o que possa estar sob as aparências. Não se deve permitir que se acumulem possíveis "sujeiras", mas sim enfrentá-las para as poder eliminar. Daí ser tão difícil este processo.

A "sujeira" paralisa uma parte de nós e impede-nos de chegar à profundidade do nosso ser, porque aí existe algo que não queremos perceber nem enfrentar. Por isso, a minha vida torna-se cada vez mais plana, mais superficial. Sem profundidade, não conseguimos alcançar força vital e alegria de viver. Mas, ao mesmo tempo que estas se tornam imprescindíveis para nós as desejamos ardentemente, porque a alegria faz parte de nós. Se não a temos, sentimo-nos cada vez mais oprimidos, ficamos cada vez mais pressionados e já não podemos assimilar nada de novo. Fisicamente, isso produz perturbações do apetite e prisão de ventre. Perdemos peso, porque nos perdemos a nós próprios. Ficamos apáticos, porque já não deixamos o nosso eu participar na vida. O mal-estar ensina-nos que não somos benévolos para conosco.

- Talvez venhamos a ter um enfarte cardíaco ou uma insuficiência cardíaca, porque não permitimos a expansão dos nossos sentimentos. Transformamos assim as nossas lágrimas não choradas em depressões.
- Um tumor cerebral ou uma lesão cerebral indicam que estamos nos ferindo constantemente devido à nossa maneira de pensar.
- A dor psíquica crônica tenta comunicar-nos que estamos nos infligindo dor, porque não nos aceitamos.
- Um ataque apoplético significa que estamos nos paralisando cada vez mais por causa de posições erradas.
- Uma infecção viral pretende mostrar-nos que deixamos entrar algo de errado no nosso interior.
- Um transtorno hormonal demonstra que o nosso funcionamento interior está perturbado.
- Uma depressão provocada por medicamentos é um convite a não tentarmos escapar à perturbação, mas a assumi-la e acabar por eliminá-la.

- Uma depressão endógena demonstra que aquilo que suprimimos ou ignoramos durante tanto tempo está tentando sair para o exterior, pretende obrigar-nos a ocupar-nos disso e a aceitarmos o que tínhamos reprimido. A erupção costuma ocorrer em um momento de carga emocional, quando já não podemos suportar cargas adicionais, porque as insuficiências psíquicas pessoais atingiram o auge devido às minhas supressões. Sentimo-nos psiquicamente vazios porque nos falta o essencial: nós mesmos. Estamos apáticos, porque já não vivemos de acordo com o nosso eu. Sentimo-nos mal, porque a carga interior é cada vez maior. Falta-nos capacidade de ter sentimentos, porque durante demasiado tempo não os aceitamos e os deixamos de lado. Bloqueando-nos cada vez mais, chega um momento em que já não poderemos sentir alegria, interesse, compaixão.

- No caso de uma depressão psicogênica, estamos perante uma posição psíquica errada, a partir da qual reagimos de maneira inadequada às condições exteriores. Já não assimilo as experiências, porque há um problema por resolver que está me oprimindo. Desligamo-nos dos acontecimentos, porque já não temos capacidade para retê-los sem que isso nos cause dano. Só assimilando-os podemos defender-nos da situação.

- Uma depressão senil pode ter diferentes causas. Por exemplo, uma pessoa começa a depender somente de si mesma, mas abandona a sua personalidade. Se o cônjuge era o sentido da sua vida, se existia um "nós" sem estar integrado em mim, a depressão é inevitável. Se o poder e o prestígio eram o sentido da nossa vida e perdemos ambos, nada nos resta por que valha a pena viver. Sentimo-nos afastados, porque nos afastamos durante demasiado tempo de nós mesmos. Tentamos várias vezes dar um sentido à vida, em vez de sermos nós mesmos o sentido da nossa vida. Há agressões, porque a minha ira se dirige contra mim mesmo. Não me imponho suficientemente, porque nem sequer me imponho a mim mesmo. Cedo e consigo muito pouco, porque grande parte da minha capacidade está imobilizada pelo meu bloqueio interior e assim não consigo o que conseguiria se fosse eu mesmo. Recuso a responsabilidade. Deveria entrar em ação, mas o meu atual modo de ação só reforçaria as coisas erradas. Assim, estou tentando mudar o que me rodeia, em vez de mudar a mim mesmo.

O que é preciso fazer

1. Interrogue-se: "Atrevo-me a expressar-me, a manifestar-me, a chorar?"
2. Aceita-se a si próprio ou se rejeita"? Se for assim, por quê?
3. Está se reprimindo (como e por quê)?
4. Está fazendo o que realmente quer ou aquilo que julga que deve fazer, porque os outros esperam isso?
5. Tem a sensação de viver realmente?
6. Está orgulhoso de si mesmo? Aceita-se a si próprio?
7. Está vivendo sua própria vida?
8. Considera-se suficientemente capaz de criar obras belas?
9. Sabe desprender-se das coisas, sabe desfrutar da vida?

A única via para sair de uma depressão é viver o próprio eu. Reconhecer os nossos próprios valores e ter a coragem de ser o que somos. Não faz qualquer sentido viver segundo um ideal inalcançável ou de acordo com o que os outros queiram. Desse modo, o caminho da depressão é inevitável.

Para nos curarmos não devemos lutar contra a depressão; pelo contrário, devemos deixar-nos mergulhar nela. Só nas profundezas do nosso ser é possível enfrentar aquilo que evitamos durante tanto tempo. Só ali se podem resolver as coisas. Por isso, é muito importante tratar conscientemente os conflitos mais profundos, permitir que venham à luz do dia, encará-los e analisá-los.

Que pensamentos e agressões têm surgido? O que é que vem à superfície e de onde vem? Só assim podemos esclarecer as coisas, sobretudo no "período baixo", nas nossas profundezas, iluminando o nosso ser para que volte a surgir aquilo que realmente somos.

DESFALECIMENTOS

Quem desmaia frequentemente mostra com isso que se sente sem poder, desfalecendo perante as circunstâncias. Quem é afetado por uma situação desagradável enquanto, ao mesmo tempo, tem a sensação de não poder resolver a tensão existente e muito menos poder evitar a situação ou o problema, terá a sensação de desfalecer. Com isso quer dizer: "Vejam, nada posso fazer, estou sem recursos!"

O desfalecimento pode ser também uma fuga para a irresponsabilidade. Quem está desmaiado não pode ser considerado responsável, nada se lhe pode exigir. Portanto, o desfalecimento oferece a possibilidade de subtrair-se a algo.

DIABETES

Cerca de aproximadamente 4% da população total é constituída por diabéticos. A predisposição para o diabetes é hereditária. Na maioria dos casos, a doença é originada por peso excessivo. Em casos muito raros, a doença pode ser desencadeada por vírus que destroem as células produtoras de insulina.

Na maioria dos casos, o diabetes é detectado casualmente. Como sintomas para o diagnóstico podem-se observar uma sede enorme, dificuldade na cicatrização das feridas, ardores, infecções cutâneas e das vias urinárias, cansaço, falta de apetite e repentina perda de peso.

O elevado nível de açúcar no sangue, mesmo que durante muito tempo não provoque incômodos, é perigoso, porque ataca as paredes dos vasos sanguíneos e danifica-as. Muitas vezes, os efeitos da doença só se manifestam quando os danos já são irreparáveis. Em especial os olhos e os rins são afetados pelos efeitos mais tardios. Os problemas nos olhos podem ser tão graves que causem mesmo a cegueira, e o colapso dos rins pode ser consequência de se ter chegado a um diabetes não identificado. Muitas vezes surgem também perturbações da circulação sanguínea nas pernas, o que aumenta o risco de enfartes cardíacos ou ataques apopléticos.

Para poder assimilar o açúcar do sangue, o corpo necessita de insulina, um hormônio produzido no pâncreas. Quando este órgão não produz as quantidades suficientes ou adequadas de hormônios, o nível de açúcar no sangue sobe acima do valor normal.

A medicina distingue dois tipos de diabetes:

Tipo 1

Neste tipo de diabetes, as células que produzem a insulina no pâncreas estão destruídas, na sua maior parte ou por completo e a insulina tem de ser administrada durante toda a vida. Este tipo de diabetes costuma surgir antes dos 30 anos e afeta, aproximadamente, 10% dos diabéticos.

Tipo 2

Aqui, trata-se do chamado *diabetes senil.* Surge somente a partir dos 40 anos e cerca de 90% dos diabéticos pertencem a este tipo. No *diabetes senil*, a predisposição tem um papel importante. Na maioria dos casos, é desencadeado pela obesidade. Embora o corpo continue a produzir insulina, a quantidade já não é suficiente.

Diabetes mellitus, a *poliúria de açúcar*, que, de acordo com o nome, significa que o açúcar ingerido não consegue ser assimilado, isto é, tratado pelo corpo. O açúcar foi sempre símbolo de amor e afeto. Através das guloseimas, os avós demonstram o seu afeto ao neto e com os doces o obeso consola-se dos seus problemas e da sua solidão. Por isso, o açúcar é, muitas vezes, sinônimo de "sensações agradáveis", "amor" ou "afeto".

O diabético demonstra com a sua reação física que pode receber o afeto e o amor (na forma material do açúcar), mas que não os pode assimilar. É incapaz de digerir o afeto que o rodeia. Embora o nível de açúcar no seu sangue aumente de forma anormal e, portanto, a pessoa tenha "amor" suficiente no seu interior, não sabe o que fazer e volta a desfazer-se dele sem qualquer transformação. Com a sacarina tenta criar um substituto para compensar a sua carência e, por conseguinte, transpõe a sua vida e o seu comportamento em substituição. Mas, tal como sucede com a sacarina, deixa muitas vezes um mau sabor.

O diabético não suporta o afeto e o amor, embora precise deles. Nega-os a si mesmo, consciente ou inconscientemente. Não admite as suas necessidades. Torna-se incapaz de assimilar o amor e, por último, de o dar. Quem se distancia desse maneira do "doce" da vida com o tempo mostrará bastante amargura.

O *diabetes mellitus* é desencadeado, muitas vezes, por crises, choques ou situações nas quais a personalidade deve ordenar-se e organizar-se de novo: puberdade, gravidez ou menopausa representam situações em que a pessoa deve enfrentar a si própria. Finalmente, as razões individuais que podem desencadear o diabetes são tão variadas como a própria vida.

A título de exemplo, pensemos num homem que, ao ficar de repente sem emprego, tem a sensação de já não valer nada para a sua família. Segundo ele, nem sequer merece o afeto do seu meio, porque fracassou no sustento dos seus. Esta situação poderia ser o início de um processo: insegurança e complexo de inferioridade perante a família como resposta ao desemprego; incapacidade de aceitar e assimilar o interesse e o amor da própria família.

Outro exemplo prático: o de uma criança de 5 anos que ao adoecer teve, de imediato, diabetes. Uma conversa com os pais mostrou que a criança se encontrava sempre na companhia dos avós e outros familiares. Mas os dois ramos da família estavam zangados e a criança sentiu-se rapidamente confusa, sem saber como devia classificar as carícias da tia "má" ou a que ordens devia obedecer. Teve "perturbações de assimilação de amor", em toda a acepção da palavra.

O diabetes indica que não aceitamos os lados "doces" da vida, o prazer, o amor, porque acreditamos não merecer o afeto. Falta-nos a capacidade de amar (muitas vezes devido a uma decepção não assimilada) e agora já não nos atrevemos a admitir os nossos desejos. Estamos vivendo de um substituto mental.

A obesidade mostra que estamos arrastando coisas supérfluas conosco, que tentamos ser "mais" do que somos ou que queremos ser outros. Assim, assumimos uma "forma diferente", porque rejeitamos a nossa verdadeira forma.

Uma infecção viral é um sinal de que deixamos atuar no nosso interior uma energia alheia, que algo estranho está nos influenciando.

A sede significa que estamos sedentos de amor, porque não nos amamos a nós mesmos e, por isso, tampouco podemos aceitar o amor dos outros. Torna-se, portanto, uma frustração afetiva que pretendemos acalmar ingerindo líquidos.

A má cicatrização de feridas mostra que nos infligimos constantemente novas feridas; por isso, as antigas não conseguem sarar. Temos de voltar a ser íntegros e sermos nós mesmos.

A coceira simboliza o pouco que nos ocupamos de nós mesmos.

O cansaço indica: "Estou cansado de continuar como até agora".

As perturbações dos rins mostram, como órgãos-par que são, as perturbações nas nossas relações conjugais, a falta de harmonia interior e com o outro.

As perturbações da vista dizem: "Tenho de aprender a ver-me com outros olhos (amorosos) e não estar constantemente julgando-me."

A falha cardíaca indica que nos privamos de amor. Então, em dado momento, falhará também o coração como órgão de amor.

O diabetes juvenil assinala que ainda não aprendemos a aceitar-nos amorosamente e que gostaríamos de ser diferentes daquilo que somos. O diabetes senil, em contrapartida, indica: "Precipitei-me na vida; agora, no seu final, reconheço que não sou a pessoa que pensava ser. Como não me resta muito tempo, mesmo que seja tarde, tenho de mudar algo a partir de agora".

O que é preciso fazer

O doente deve interrogar-se sobre a sua posição em relação às suas qualidades e valores pessoais e até que ponto se considera digno de ser amado. Deve verificar em que medida é capaz de amar. Muitas vezes, o medo da sexualidade ou de uma possível decepção por parte do cônjuge desencadeia esse tipo de reação. Conhecendo a sua causa, pode-se se modificar o comportamento passo a passo. Mas o convite subjacente é sempre o amor para conosco, reconhecer que somos dignos de ser amados, que somos únicos. Quem aceitou o seu ser pode aceitar também amor e alegria, já não precisa representar algo perante si mesmo e pode permitir-se o "luxo" de desfrutar da sua vida.

DIARREIA

As excreções do corpo servem para nos libertarmos de substâncias inúteis ou nocivas. Normalmente, isto é feito depois de termos digerido os alimentos (ou seja, as impressões) e de termos filtrado o que é importante para nós.

O doente de diarreia deixa passar os alimentos, isto é, também as novas impressões mentais, sem qualquer tratamento, sem ter extraído o útil. Portanto, a diarreia demonstra o medo, a incapacidade ou a falta de vontade para enfrentar as coisas e superar os problemas que nos são apresentados. Uma expressão popular ilustra perfeitamente isso ao dizer: "Borrar as calças de medo." A diarreia simboliza o medo de não estar à altura das circunstâncias, de que a vida nos exija demasiado. Em vez de enfrentar o problema, preferimos retirar-nos para um lugar tranquilo e solitário para deixar os acontecimentos seguirem o seu rumo. As experiências não são digeridas, nem sequer as enfrentamos, pois simplesmente as deixamos passar.

A diarreia provoca uma grande perda de líquidos, daí que um primeiro remédio a fornecer consiste na administração ao corpo de muitos líquidos. O líquido é um símbolo da flexibilidade física e mental. Perdeu-se a flexibilidade necessária em nível físico e mental. Tem de ser administrada e recuperada de novo para que não "fiquemos secos".

A diarreia crônica é um sinal de um medo generalizado, de não estarmos em condições de enfrentar a vida, enquanto a diarreia aguda indica um problema atual com que não queremos confrontar-nos.

DISFAGIA

A disfagia indica que temos dificuldades para "engolir" certas coisas, situações ou fatos, isto é, para os aceitar. Se se trata de "ossos duros", temos de "roer" muito na vida, e certas coisas "simplesmente temos de engolir". Algumas coisas não se pode "digerir" tão facilmente. Todas estas expressões mostram as relações entre os processos de digestão e os acontecimentos da vida. Engolir significa aceitar uma coisa, fazê-la sua. Quem não for capaz de enfrentar o alimento, às vezes duro, que a vida nos apresenta, tentará engolir melhor com um pouco de líquido, na maioria dos casos de natureza alcoólica. O excessivo consumo de álcool provoca inapetência. Uma pessoa contenta-se com o alimento líquido que passa tão facilmente pela garganta e renuncia aos alimentos mais sólidos, porque também são os mais duros.

Uma forma particular de disfagia é a aerofagia, que significa que se ingere ar. O doente simula uma disposição de engolir alimentos, mas recua em face do verdadeiro trabalho de mastigar e engolir.

O que é preciso fazer

Quem sofre de disfagia deveria interrogar-se sobre como poderia resolver os evidentes conflitos na sua vida. Ou deve abandonar a tarefa ou fomentar a sua disposição e compreensão interior para com ela. Pode-se determinar em que consiste essa tarefa em pouco tempo através de uma breve conversa.

DOENÇA DE STILL

A consequência da doença de Still é a dor que se registra perante qualquer movimento das mãos e dos dedos e a incapacidade de agarrar com firmeza, o que impede tarefas normais. Esta afecção é uma típica "doença de secretárias", considerando-se a datilografia como elemento desencadeador. A verdadeira causa é a sobrecarga psíquica e laboral.

No plano fisiológico, o corpo poderia cumprir com facilidade a tarefa atribuída. Isso explica que nem todos os empregados que trabalham o mesmo número de horas na mesma tarefa venham a ter a doença de Still. Só adoecem com relativa frequência os que consideram a tarefa a cumprir como excessiva ou injustificada, os que trabalham sem gosto, por qualquer motivo. Quem tem uma posição muito negativa perante o seu trabalho considera às vezes não estar disponível no plano físico, porque simplesmente já não pode mover as mãos, como o seu médico pode confirmar. Pelas suas causas, a doença de Still está relacionada com as cãibras. Neste caso, o doente deve também interrogar-se sobre o seguinte:

- Em que sentido já não posso continuar?
- Em que aspecto me exigem demasiado ou tenho exigências para comigo mesmo?
- Sinto-me explorado ou sobrecarregado?
- Tenho medo de manifestar o meu descontentamento?
- Até que ponto espero agradecimento e reconhecimento pelo meu trabalho ou pelo meu rendimento e não os recebo?

DOENÇAS INFANTIS (em geral)

A maioria das doenças infantis manifesta-se através da pele, como a varicela, a rubéola, o sarampo ou a escarlatina. Dado que a pele é o nosso órgão de contato, através do qual entramos em relação com o mundo exterior, essas afecções indicam que a criança começa a confrontar-se com as novas lições com que a vida a confronta. Por último, o processo irá levá-la a dar um novo passo de amadurecimento, mesmo que este se consiga só mais tarde ao vencer conflitos. O organismo da criança está a se adaptando às circunstâncias do mundo e está desenvolvendo os necessários mecanismos de defesa.

As doenças infantis são processos de adaptação ao nosso mundo. Se forem suprimidas através de vacinas, não aparecem e isto manifesta-se mais tarde, como agressão ou depressão, conforme o temperamento. Por esta razão, também é perigoso ter as doenças infantis quando adulto, porque se a adaptação necessária não foi feita até então, será consideravelmente mais difícil. As doenças infantis são oportunidades para um necessário processo de amadurecimento que deverá ter lugar em outro nível se se suprimir neste. O processo exterior de aprendizagem torna-se necessário porque o processo interior de amadurecimento não teve lugar.

Os pais podem ajudar muito os seus filhos se, com a educação geral, colaborarem com firmeza e oferecerem aos filhos a sabedoria da própria experiência para que possam encontrar a si mesmos, aceitar-se e realizar-se. A criança acrescentará à informação recebida as suas próprias e indispensáveis experiências e poderá cumprir assim o seu dever de participar individualmente na construção deste mundo, sem ter sido deformada antes por uma educação mal compreendida.

Aquilo que a criança necessita neste tempo difícil é de uma atenção especial, muita paciência e, sobretudo, amor.

DORES (em geral)

As dores são uma advertência do corpo impossível de ignorar, para que observemos a mensagem que nos manda. Por isso, deve-se procurar as causas da dor e deixar-se "transformar" por ela, deixar-se levar para lá do estado atual. Se aceitamos a dor, já não nos pesa, as dores desaparecem. Portanto, a dor oferece uma oportunidade de transformação.

A dor, do mesmo modo que nos chama a atenção, também nos ajudará a fazer o necessário para alcançar o objetivo.

A dor é uma chamada de atenção sobre um bloqueio no fluxo da força vital e convida a eliminá-lo, para que a vida possa voltar a desenvolver-se livremente. Às vezes, pode surgir como consequência de uma agressão não expressa contra outra pessoa ou uma determinada situação vital. Através do ponto onde há a dor, o corpo indica de que tipo de rejeição se trata. A dor nunca é um castigo, é uma consequência.

O que é preciso fazer

Poderemos eliminar a dor perguntando: "O que é que eu fiz de mal? Em que sentido sou demasiado rígido, reprimido? Onde é que adotei uma posição errada?"

A dor ensina-nos que estamos nos opondo a algo, que temos uma atitude negativa para com alguma coisa. Não deveríamos condenar a dor, suprimi-la ou eliminá-la com medicamentos, porque ela quer chamar a atenção para algo importante. Quando lhe dedicarmos a nossa plena atenção, entrando por inteiro nela, sentindo-a e acolhendo-a, esta terá cumprido o seu dever e poderá desaparecer. Se aceitarmos a dor, teremos abandonado a posição mental errada da rejeição, e a dor desaparecerá, porque foi feito o necessário.

A partir do momento em que se aceita a vida, a dor deixa de ser necessária como mensageiro; nem sequer pode existir, porque não se acumula energia em nenhum ponto de modo a que se pudesse tomar consciência disso dolorosamente. Assim, a dor é, além do conhecimento e da desgraça, a terceira via da evolução para uma maior afirmação de nós mesmos e para uma maior abertura.

DORES NA NUCA

As dores na nuca estão geralmente relacionadas com atitudes inflexíveis. Portanto, são um indício de que se deveria voltar a olhar o mundo exterior de todos os ângulos, mesmo que isso provoque dor. São uma chamada de atenção contra a obstinação permanente, um chamamento à tolerância e também à paciência. Em vez da obstinação, da teimosia, deveríamos favorecer a nossa mobilidade mental e respeitar a opinião dos outros.

À medida que voltarmos a ser flexíveis em nível psíquico, as dores da nuca desaparecerão. Isso porque o corpo não é mais do que um espelho que nos faz tomar consciência, às vezes dolorosamente, da nossa posição mental subjacente. Um espelho só pode refletir o que existe; se não existe nada, também não há nada para refletir.

DORES MENSTRUAIS

As dores menstruais podem indicar uma rejeição da condição de mulher. Esta rejeição refere-se ao papel social da mulher ou ao já cumprido ou futuro papel da mãe.

Em muitos casos, talvez a mulher deseje ter um filho, mas sabe que as circunstâncias da sua vida ou o desinteresse do seu cônjuge não permitem uma gravidez. Nesse caso, a mulher toma consciência perante cada menstruação de que perdeu uma nova "oportunidade", o que provoca a sua decepção e o seu sofrimento, inclusive físico.

Portanto, as dores menstruais indicam a falta de disposição para o novo, para a verdadeira tarefa. O tempo chegou, mas a pessoa ainda não está preparada, pois resiste a ser adulta.

O nosso dever é assegurar a nossa total vontade para que algo de novo possa ocorrer e manifestar-se através da nossa personalidade. Por isso, dói-nos se quisermos parar num estádio já alcançado, sem continuarmos a avançar. É o caso da moça que não quer tornar-se mulher. Desenvolver-nos significa tomar a responsabilidade por nós mesmos e não pôr obstáculos ao fluxo da vida.

As dores são um convite a deixar fluir o curso da vida, a eliminar o aperto da consciência que se manifesta em forma de medo, a tornar-se adulto e envelhecer. Isto significa também estar preparado mentalmente para permitir de modo alegre que penetre sempre algo de novo na nossa vida e que nós venhamos a transmiti-lo aos outros.

As dores menstruais são uma mensagem para recordar que se deve viver mais "pelo ventre", para não nos orientarmos somente pelos pensamentos ou pelas ideias, mas para dizermos sim à vida nos seus aspectos diferentes e fundamentais.

Portanto, as dores menstruais são uma chamada inequívoca para aceitar a feminilidade e, portanto, o seu dever especial, o seu desafio especial.

Já não deveríamos viver a ideia que temos sobre nós mesmos, mas viver o "nós mesmos"; não deveríamos ficar parados, mas desfrutar do caminho.

Dores menstruais ver também *Transtornos menstruais.*

ENFARTE CARDÍACO

O coração é o motor da nossa vida e, por isso, está estreitamente ligado a tudo o que nos afeta. Portanto, depende de um adequado movimento físico e é o nosso centro emocional, porque também as nossas emoções nos "comovem".

Comprovamos isso pelas expressões acertadas que a linguagem popular marcou:

"O coração salta de alegria." Quase nos faz paralisar de susto e às vezes nos enfraquece. Podemos dedicar-nos a algo "de todo o coração" e podemos "pôr o coração em alguma coisa". O que perturba o ritmo do coração é sempre um movimento demasiado rápido ou demasiado lento, seja fisicamente ou no plano emocional; ou um sentimento demasiado forte ou não admitido.

Os doentes do coração são pessoas que não querem escutá-lo e preferem resolver tudo com o cérebro. Se o coração dá um tropeção ou bate demasiado depressa é sempre um sinal de "descarrilamento", uma perturbação da ordem, do ritmo interior. Quando não queremos escutar o nosso coração, ele obriga-nos a isso.

Angina de peito significa "aperto do peito" e deve-se entendê-la aqui como aperto do coração, aperto da vida emocional, endurecimento e domínio do ego. Um enfarte cardíaco pode, literalmente, rasgar o coração. Se sobrevalorizo o meu ego e já não deixo o meu coração falar, isolo-me da vida.

Antes de ocorrer um enfarte cardíaco, pode surgir uma neurose cardíaca, um temor infundado a respeito do funcionamento do próprio coração. Deste modo, o coração obriga-nos a uma atenção especial e a uma modificação de toda a nossa vida por medo de que ele nos falhe. O neurótico tem medo de uma parada cardíaca, isto é, de ficar desprovido de afeto, de cordialidade. Está demasiado dependente do seu coração, mas sem escutá-lo realmente. Desse modo, produz-se esse aperto na neurose cardíaca, que se sente como medo.

Na *angina de peito*, este aperto da vida sentimental é vivido, no plano somático, como uma contração do sistema nervoso, como um colapso. Aqui, a linguagem popular fala de um "coração duro" ou mesmo "de pedra". Tanto no caso da neurose cardíaca como no da angina de peito, o coração já não recebe alimento suficiente e primeiro registra-o no plano mental, depois no plano físico.

Por isso, uma pessoa que pensa de maneira demasiado racional parece "pouco carinhosa", tem o "coração frio". Também quem tenta dominar e manipular os outros, ou quem se "fecha" ao amor depois de ter perdido uma pessoa querida, terá problemas cardíacos. É conhecido como enfarte o momento em que um vaso sanguíneo contraído fica obstruído por completo e o tecido do miocárdio já não é abastecido de oxigênio, porque o sangue, que é o seu retículo, já não consegue irrigá-lo. Se um enfarte é leve ou grave, depende do tamanho da zona do coração que fica sem circulação sanguínea. As condições para um enfarte cardíaco não costumam surgir de repente. Os primeiros sinais de alarme são pontadas no coração, dores no ombro que irradiam para todo o braço esquerdo ou uma sensação de nó na garganta. Esses sinais poucas vezes são observados. Também existe um enfarte "mudo", que não produz lesões ou só as produz de forma muito ligeira, o que frequentemente não é percebido pelo doente.

Deve saber-se que cada enfarte danifica o miocárdio e reduz a capacidade de funcionamento do coração. Portanto, é importante evitar tudo o que possa favorecer um enfarte: obesidade, alimentação rica em gordura e pobre em fibras, assim como o cigarro. Mas, acima de tudo, deve-se tratar de maneira diferente as cargas emocionais, como a ira, o medo, a irritabilidade, o estresse e a impaciência.

O coração é o centro vital do homem, porque, se deixar de bater, a nossa vida acaba. Enquanto estou vivo, o meu coração bate ininterruptamente, ou seja, não posso parar, tenho de seguir sempre em frente. Se estou me atolando, o meu coração também não saltitará livremente. Isto acontece, sobretudo, através da supervalorização do intelecto. Quanto menos vivo realmente, quanto menos vivo com o coração, mais energia tiro desse órgão nobre.

O que é preciso fazer

Perante todas as alterações do coração, deveríamos interrogar-nos se o nosso coração está ainda vivo ao tomar decisões, ou se só decidimos com o cérebro. A verdade é que a alteração compreende sempre um convite a escutar mais o coração, os sentimentos e a intuição. Não deveríamos enfrentar os fatos só com o intelecto, nem viver unicamente através dele. Isso porque o intelecto e o amor se estorvam mutuamente.

Deveríamos interrogar-nos também se ainda "temos coração para nós mesmos, para os nossos interesses e para as nossas necessidades" e o que eventualmente "nos pesa no coração". O que nos preocupa deveria ser expressado para que não se converta num peso permanente para nós.

Viver baseado no coração significa deixar fluir, deixar que a vida aconteça, viver na leveza do ser. Significa não se preocupar com tudo, complicar-se e tentar fazer sempre tudo de forma perfeita, porque se vivemos com o coração, também os nossos atos serão corretos; quem segue o caminho do coração e vive o seu verdadeiro ser já não precisa de ser confirmado pelo exterior. Reconhecemo-nos, encontramo-nos e damo-nos tal como somos. Amamo-nos e vivemos em nós mesmos, já não vivemos no saber (cérebro), mas na sabedoria do coração, o centro do ser.

As alterações do ritmo cardíaco podem manifestar-se como "dificuldades do coração", como pulsações mais fortes que chegam à taquicardia, como estados de vertigem e pulso irregular. As alterações graves do ritmo cardíaco deveriam ser tratadas, em todos os casos, porque a perturbação do funcionamento cardíaco prejudica a circulação sanguínea, e o abastecimento de oxigênio dos diferentes órgãos já não é garantido em uma medida suficiente.

O homem tem dois centros: o coração e o cérebro, ou seja, os sentimentos e a razão. No caso das alterações do ritmo cardíaco, o coração torna-se descompassado, pois o seu portador já não se move, porque adquiriu rigidez no plano emocional. A sua razão guia-o e não permite espaço suficiente para os sentimentos. Através do seu "descarrilamento", o coração obriga o doente a voltar a escutar o mais interior de si mesmo. Demasiado pensamento leva à perda do centro, do eu mais íntimo e, por seu turno, o afastamento do eu conduz à angústia.

A palavra angústia vem do latim *angustus* e significa estreito. Às vezes, a angústia, os medos delirantes, a incerteza ansiosa e constante levam ao desequilíbrio do organismo e multiplicam o trabalho do coração. Muitas vezes produzem-se mudanças de ritmo. Numa pessoa harmoniosa, pelo contrário, o coração e o cérebro, a razão e os sentimentos encontram-se em equilíbrio, foi encontrado o seu centro. Portanto, não se deveria fazer nada pela metade; é melhor "tratar bem o nosso coração" para nos ganharmos por inteiro.

ENJOO EM VIAGENS (automóvel, avião, barco)

Uma viagem requer a assimilação de muitas sensações novas. Abandonamos a segurança do meio que nos é familiar e deslocamo-nos para regiões desconhecidas, sem podermos prever a novidade que nos espera. No plano mental isto significa que numa viagem nos deslocamos para lugares do nosso ser que não nos são familiares. O agarrar-nos ao conhecido e o medo do desconhecido provoca-nos vertigem e enjoo.

Além disso, muitas pessoas, na sua viagem, recebem influências de outros; elas por si não exercem qualquer influência no destino e no percurso. Por isso, os viajantes, na sua maioria, não têm qualquer problema quando a condução é feita por eles próprios; só enjoam quando viajam como acompanhantes, porque então estão dependentes e não podem intervir nos acontecimentos. Por isso, o enjoo em viagens é também o medo de não poder dominar a situação, de ter de confiar nos outros, de não poder gerir a vida por si próprios, mas ter de viver através de outros. Se viajamos de ônibus dependemos de outros. Uma pessoa decide e todos seguem. Não somos mais do que um entre uma multidão, temos de participar. Quando voamos, levam-nos a alturas que nos provocam vertigens. Avançamos demasiado depressa e temos medo de cair, preferiríamos ficar em terra. Também aquele que não está sentado na direção da viagem, ou seja, que viaja em sentido inverso ou "ao contrário", enjoa com facilidade.

Portanto, o enjoo em viagens é sinal de uma insuficiente disposição ou capacidade de se abandonar, de deixar as coisas acontecerem e de confiar em outras pessoas.

O que é preciso fazer

A falta de integração na segurança da comunidade e a vontade inconsciente de controlar tudo causam um medo inconsciente perante a possibilidade de fatos inevitáveis em determinada situação. A tarefa que se apresenta ao afetado é a de abandonar-se, de deixar as coisas correrem e de confiar em cada situação a partir do seu centro pessoal. O mundo é maravilhoso se vivermos com ele e não contra ele, se confiarmos como observador silencioso na segurança da criação e soubermos que "tudo está bem tal como está".

ENURESE NOTURNA

A micção é a expressão física do fato de que necessitamos desfazer-nos de algo que "está a mais", que queremos libertar-nos de um incômodo. "Urinar-se de medo" é outra indicação de que, em situações de perseguição ou perigo, queremos e necessitamos, também no sentido puramente físico, de nos desembaraçar de uma pressão.

A enurese noturna não é outra coisa senão a micção involuntária, uma maneira inconsciente de "aliviar a pressão". Produz-se quando a razão está "adormecida", quando a criança perdeu o controle sobre a sua consciência e os sentimentos e ideias inconscientes se introduzem por estar adormecida no "espaço do sonho". Além disso, isto sucede de tal maneira que, na manhã seguinte, as pessoas que rodeiam a criança se apercebam do que ocorreu, isto é, percebam o protesto.

A enurese noturna é o protesto inconsciente contra um tratamento errado ou contra situações penosas em torno dele. Muitas vezes, o verdadeiro problema reside nos pais, não na criança que molha a cama, embora esta seja em geral débil emocionalmente. É imprescindível que os pais afetados compreendam como a criança percebe a sua relação com o meio e como valoriza os aspectos da vida cotidiana, inclusive aspectos que parecem pouco importantes.

A enurese noturna da criança é uma situação bastante frequente quando há exigências excessivas dos pais, como a pressão que significa suportar ambições desmedidas dos progenitores relativamente a ela. Mas também as discussões matrimoniais ou desacordos entre os pais sobre o método pedagógico a seguir podem provocar-lhe "compensação da pressão".

A enurese noturna indica:

- A criança (e também o adulto) sente que se lhe exige demasiado.
- O afetado não sabe como seguir em frente. Durante o dia a criança não pode libertar-se da pressão de uma repressão demasiado forte; não pode deixar que as coisas corram como ela gostava. Sente que não pode ser tal como é na realidade. Impõe-se-lhe um padrão de comportamento que não lhe é adequado.

Quando a razão deixa de influir na pessoa, essa pressão resolve-se. Deixa correr as coisas como um bebê, dá-se por vencida. Através da enurese noturna, a criança diz: "Ainda sou tão pequeno, ainda molho a cama. Então, os meus pais têm de se ocupar de mim. Sinto-me preterido e desprotegido".

O que é preciso fazer

Deve-se deixar de impor as nossas ideias aos outros. Não devemos exigir à criança aquilo que gostaríamos de ter feito, mas que não nos deixaram, devendo sim ajudá-la a vir a ser ela mesma. Ninguém pode compensar no seu filho o que se perdeu em si mesmo, aquilo que deixou de fazer.

Os pais podem ajudar a criança a resolver o problema da sua pressão se solucionarem o seu próprio problema e se ambos conseguirem estar livres de qualquer pressão antinatural. A educação significa desenvolver as qualidades que estão dentro do outro e não introduzir as suas próprias ideias e dificuldades. Assim, liberte o seu filho da sua pressão interior através do amor e da compreensão e ele já não precisará "chorar com a bexiga".

ERUPÇÕES CUTÂNEAS

Um problema inquietante emerge à superfície e torna-se perceptível. Obriga-me a ocupar-me dele, a enfrentá-lo. Isto manifesta-se de uma maneira particularmente clara no caso da acne juvenil. Aí é a sexualidade que agita o adolescente, sai para a superfície e obriga-o a enfrentá-la. Ao mesmo tempo, como é algo novo, provoca medo, porque perturba de tal maneira o adolescente que às vezes pode chegar a dominar os seus atos. Outras vezes, ele sente-se inclinado a ocultar, isto é, a não reconhecer as novas sensações, mas compreende rapidamente que essas manifestações correspondem a uma energia vital normal que deve ser harmonizada, ou seja, vivida com naturalidade.

ESCLEROSE MÚLTIPLA

No plano médico, as causas da esclerose múltipla ainda não são claras. No entanto, numa conversa com o doente, a problemática torna-se mais evidente. Trata-se de um "isolamento por esclerose".

No estado inicial da doença, já é observável do exterior uma mobilidade limitada, rigidez do corpo e insegurança nos músculos. Também no íntimo do doente ao fim de pouco tempo aparece essa rigidez. A sua tendência é defender o seu ponto de vista de maneira rígida. Já não permite uma discussão sobre certos temas e mostra-se extremamente incompreensivo. Muitas vezes, é o doente quem "dá o tom" à família através da sua pretensão de dominar, utilizando a doença como meio de pressão. Mas é a inflexibilidade nas ideias e opiniões, a intransigência, que fazem com que o seu corpo se torne igualmente rígido e estático.

Podemos distinguir dois tipos diferentes de doentes de esclerose múltipla: o tipo "rígido", que mostra para o exterior uma dureza e inflexibilidade muito evidentes, que muitas vezes revela um certo cinismo que torna impossível tratar com ele alguns temas, pois deixa de querer se comunicar. Neste doente predomina uma determinada posição básica, uma ideologia fechada, que pode ser intocável, mas, no entanto, falsa. Neste tipo se encontrará também muita insensibilidade, frieza ou cálculo.

O segundo tipo parece ser o contrário do primeiro: aberto, cordial, amável e complacente com toda a gente... aparentemente. Mas no mais profundo, de forma consciente ou não, é intocável, inatingível. Além disso, sobre determinados temas que lhe interessam, possui uma opinião firme e definitiva, que choca com a realidade.

Também estes temas podem ser averiguados numa conversa, discutindo sobre diferentes âmbitos conflituosos, como família, casal, sexualidade, convenções, educação e similares.

O que é preciso fazer

No sentido estritamente médico, a esclerose múltipla provoca a formação de células mortas na medula espinhal.

Estes danos são considerados irreparáveis. Contudo, a compreensão do doente quanto à sua rígida posição mental e uma modificação do seu comportamento podem travar a doença, com o que já não haverá nenhum de seus conhecidos sintomas.

A esclerose múltipla mostra, dolorosamente, que há âmbitos do próprio ser que condenamos, porque não queremos ser assim. Disso resulta o dever de deixar de julgar, de condenar, ou de rejeitar determinadas partes de si mesmo, para viver a unicidade e variedade do ser sem pretender manifestar apenas os aspectos que pensamos serem os melhores. Se já não existe nada na nossa personalidade que rejeitemos, teremos conseguido um restabelecimento.

ESTERILIDADE

Para a esterilidade da mulher existem duas causas possíveis:

- O medo inconsciente do parto, pela responsabilidade e o trabalho inerentes a ele, ou o temor de deixar de ser atraente.

- A falta de lealdade nas motivações da gravidez. Algumas mulheres esperam acabar, através de um filho, com uma crise na sua relação conjugal e tentam prender o homem através de uma chamada ao seu sentido de responsabilidade.

A esterilidade do homem pode reduzir-se às mesmas causas. O interessante é que, em caso de esterilidade, ambas as partes afirmarão, com toda a probabilidade, que desejam muito ter um filho. É provável que esse desejo exista no plano da razão e do intelecto, mas não no plano emocional. Pelo menos deve existir um sentimento contrário de igual força que impede a concepção. Talvez exista realmente no casal o desejo de ter um filho, mas não a disposição para prescindir, por isso, de uma parte da liberdade pessoal.

Enquanto não estivermos preparados para ter um filho, teremos, segundo a lei da ressonância, dificuldades com a procriação, apesar de todo o desejo teórico de ter um filho. A lei da ressonância impede que o correto ocorra num momento incorreto.

ESTRABISMO

Não é por acaso que o ser humano tem dois olhos, porque tanto no plano físico como no mental esta ordem tem sentido. Fisicamente, o homem percebe com os seus olhos o meio que o rodeia. Se só tivesse um olho poderia saber de um objeto apenas que ele existe. Através do segundo olho, que lhe proporciona um ângulo de visão um pouco diferenciado, pode determinar também onde se situa exatamente esse objeto, onde deve ser "classificado".

No plano mental é parecido. O homem tem dois olhos para poder contemplar as coisas sob diferentes ângulos de visão, para ser flexível.

No caso do estrabismo, o homem vê, no fundo, duas imagens diferentes da realidade, que não coincidem, que não podem ser concertadas. Portanto, o cérebro decide suprimir uma das duas imagens para não confundir o afetado. Assim, a pessoa é vesga, vê apenas um aspecto da realidade. Suprime por completo outras maneiras de ver as coisas, embora as perceba de forma inconsciente. Mas não pode harminizar as diferentes impressões, porque parecem contradizer-se em parte.

O que é preciso fazer

O estrábico deve esforçar-se por ver, julgar e classificar as situações e as circunstâncias também de outra maneira. Tem de tornar-se mentalmente mais flexível.

ESTRESSE

A origem do estresse está estreitamente relacionada com as causas do nervosismo. Relaciona-se com uma tensão desmesurada, pois tudo é vivido como uma sobrecarga que leva ao esgotamento. Deriva de hábitos errados do pensamento que podem ser eliminados através do exercício e substituídos por pensamentos positivos.

As crianças abandonadas a si próprias, que não estão sob pressões escolares nem sofrem influências autoritárias dos seus pais não conhecem o estresse, pois dedicam-se com plena consciência e toda a sua atenção ao que estão fazendo nesse momento.

Só o adulto que já está pensando durante o café-da-manhã, nos negócios da manhã, que teme durante o dia a conferência da noite, que estuda o jornal durante o almoço ou planeja o trabalho do dia seguinte, pode estar exposto ao estresse. Uma causa para o estresse é, portanto, o fracionamento da consciência em vários objetivos.

Outra causa do estresse é o acúmulo de tarefas. Quem pretende dar conta da correspondência acumulada durante duas semanas de férias numa única manhã, fazer de tarde o inventário planejado durante tanto tempo para estar descontraído à noite e poder ir assistir com a mulher a uma peça de teatro, não pode fazer outra coisa senão ficar estressado.

São as "razões imperiosas" que criam tantas vezes situações de estresse, embora na maioria dos casos o "imperioso" não sejam as razões, mas nós próprios. Evidentemente, é agradável resolver muitos assuntos pendentes para podermos dedicar-nos a coisas mais importantes, mas não é solução pressionarmo-nos de maneira implacável.

Muitos homens de negócios pensarão, certamente, que certas entrevistas e reuniões de trabalho não se podem adiar; mas a maior exigência no trabalho resulta de um mau planejamento e de querer tirar um proveito de 150% de cada oportunidade. No entanto, o homem não é feito para viver sob pressão durante as 24 horas do dia. Para qualquer pessoa é muito benéfico dar-se conta de que não é necessário aproveitar todas as oportunidades, pois a vida as oferece em abundância. É uma arte e, ao mesmo tempo, demonstra uma firmeza de caráter muito interessante adquirir a capacidade de deixar passar alguma vez uma oportunidade favorável para se recuperar melhor e acumular novas forças para a oferta seguinte do destino. Ajuda a estar mais são e a exercitar as suas qualidades de autodomínio.

O que é preciso fazer

Para combater o estresse existem apenas duas vias: ou eliminamos as substâncias de alarme que são criadas constantemente no nosso corpo, garantem a nossa disposição para entrar em ação e preparam o nosso organismo para maiores cargas, ou não deixamos sequer que esse estado de alerta surja de maneira excessiva. Devemos desfazer-nos fisicamente da nossa tensão através de exercícios físicos, da bicicleta ou de outros aparelhos de ginástica, ou não devemos deixar sequer que se produza tal tensão. É necessário e também benéfico que adotemos uma nova posição relativamente aos nossos objetivos e à nossa ambição de conseguir sempre tudo à maior velocidade e de acordo com as exigências, quase sempre injustificadas, do meio que nos rodeia.

FEBRE DO FENO (*ver Alergia*)

FLATULÊNCIA

Quem ingerir muitos alimentos diferentes que não se harmonizam entre si, ou comer coisas "indigestas", terá flatulência. No plano mental, isto indica que estamos confrontados com acontecimentos ou fatos que não podemos "digerir" facilmente, que não aceitamos, que criam inquietação. Sentimo-nos "pressionados" por resistências ou contradições internas. Sentimos como trabalham no nosso interior. Quem sofre frequentemente de flatulência deve voltar a encontrar a tranquilidade interior, cumprir o trabalho metodicamente e aprender a atuar com eficácia, mas sempre com moderação, nas tarefas que se lhe apresentam. Também a tolerância perante o estranho e o novo pode ajudar a melhorar a "digestão" dos acontecimentos da vida. Como em outras afecções, deve-se modificar a própria posição perante a vida.

A flatulência indica:

Quero ser diferente do que sou. Isso porque não estou em harmonia comigo mesmo, estou me comportando de uma maneira errada e não me alimento corretamente. Estou vivendo conforme uma ideia que não se coaduna comigo e que não posso assimilar. Isto está me pressionando no meu interior, incomoda-me, obriga-me a fazer o necessário para que a minha vida volte a decorrer em harmonia com a criação. O meu comportamento errado ocupa muito do meu espaço interior e me oprime porque não é o adequado. Deixa pouco espaço à minha verdadeira individualidade e provoca-me dor.

Porque não sou eu mesmo, estou confrontado com acontecimentos que não posso digerir, pois não se ajustam a nenhuma parte de mim. A vida ensina-me, através do meu corpo, que não estou vivendo de acordo com a minha individualidade. Isto cria desassossego e prejudica o meu cotidiano. Chega a "deformar-me", porque essa incorreção contradiz o meu verdadeiro ser. Sentirei uma resistência interior, saberei que haverá conflitos enquanto não expressar tudo aquilo que é verdadeiro e autêntico na minha pessoa.

O que é preciso fazer

Antes de tudo, devemos voltar a aceitar-nos, a admitir a nossa maneira de ser e voltar a centrar-nos em nós mesmos. Então, também se pode fazer o adequado no momento preciso. Quando aceitarmos o nosso eu, também o meio à nossa volta pode ser aceito sem que nos pressionemos por isso. Quem está pressionado pressiona os outros de modo a aliviar a sua própria pressão. Mas se finalmente nos atrevermos a viver a nossa própria personalidade, as circunstâncias da vida irão refletir a harmonia interior.

FRATURAS ÓSSEAS

O osso deve sua particular resistência não só à sua dureza, mas também à sua elasticidade. Se se aumentar a dureza do osso, ele fica mais frágil. Uma fratura óssea, embora causada por um acidente aparentemente fortuito e exterior, tem uma causa no nosso interior, porque fomos obstinados em excesso e porque nos tornamos inflexíveis. Ao mesmo tempo, a fratura óssea indica a "ruptura" com a antiga situação e o início de uma nova. O gesso obriga-nos a permanecer imóveis, impede-nos de continuar o nosso ritmo habitual e faz-nos pensar de que maneira devemos ou queremos utilizar a "ferramenta" no futuro. Mesmo retirado o gesso, ainda não poderemos arcar com um peso demasiado exigente de responsabilidades. Devemos preparar-nos psíquica e somaticamente para conservar a moderação.

FRIGIDEZ

Por trás de todos os problemas sexuais há um conteúdo latente que é o medo e a incapacidade de se libertar inteiramente. As razões da frigidez são complexas e assemelham-se em muitos pontos às causas da impotência masculina. Outras causas especiais são as seguintes:

- Sentir prazer sexual implica, de maneira inseparável, o abandono das próprias ideias, da razão e do controle. É precisamente o "autodomínio", que tanto nos foi inculcado, que perturba a experiência de uma sexualidade satisfatória. Os padrões inconscientes de conduta que são reprimidos na vida cotidiana aparecem quando estamos excitados e simultaneamente perdemos o controle. O medo do "nu psíquico", do desamparo ou também do penoso (imaginário) impede muitas mulheres de se abandonarem.

- Os conceitos do que uma "moça decente" deve ou não fazer estão profundamente arraigadas em muitas mulheres e determinam o seu comportamento. A ideia de converter-se numa prostituta pelo fato de admitir o seu próprio prazer destruirá o prazer de qualquer contato sexual. Infelizmente, esta ideia continua muito difundida.
- O desagrado da mulher perante o fato bastante generalizado de ser "submetida", de "suportar" tal tratamento por parte do homem perturba, igualmente, a experiência da sexualidade do casal. Mas, por outro lado, a mulher precisa identificar-se com o seu papel feminino e aprender a compreendê-lo para que a união do casal possa decorrer de maneira harmoniosa e satisfatória.

Dentro de cada um de nós há aspectos psíquicos masculinos e femininos. Todavia, antes de podermos desenvolver ambos completamente, devemos aceitar primeiro os que correspondem ao próprio sexo. Só quando pudermos viver a totalidade encontraremos o caminho livre para o nosso próprio desenvolvimento.

GAGUEIRA

Normalmente, a língua humana é fluida. Os pensamentos são exteriorizados de maneira contínua e livre. O gago, pelo contrário, "despedaça" a língua, esmigalha as frases e palavras como se quisesse torná-las irreconhecíveis, como se devesse controlar que parte do que vai dizer se deve realmente entender.

Talvez algumas pessoas tenham a impressão de que o gago não é capaz de reunir uma só frase razoável devido à sua extrema timidez ou falta de energia construtiva. Contudo, na realidade é provavelmente o contrário: o gago tem um sentimento dual, isto é, o desejo de se manifestar e o de reter o que tem de dizer, para que não chegue ao exterior.

O gago sente uma necessidade interior de expressar o que sente, mas deseja que muito do que foi dito tivesse ficado por dizer. Filtra e controla as suas palavras porque tem medo de tantos sentimentos e estímulos acumulados que fazem força para sair. Tem medo do descontrole, do inconsciente, das próprias regiões obscuras, da agressividade e dos instintos sexuais acumulados. Teme inconscientemente tudo o que é físico e instintivo. Tentará "estrangular", reter e desfigurar todas as manifestações que toquem esse âmbito.

O que é preciso fazer

O gago deve aprender a aceitar-se a si próprio, suas fraquezas, sua agressividade e seu corpo, e a dar vazão aos seus sentimentos. Seria bom para ele fazer parte de um grupo terapêutico para aprender a reconhecer-se e aceitar-se, com todos os seus sentimentos na sua totalidade.

GASTRITE

Se ingerirmos alimentos inadequados ou admitirmos "sentimentos indigestos", acontece a mesma coisa: o estômago reage libertando ácido. Como o ácido gástrico não é adequado para digerir irritação, ira, medo, agressões e sentimentos semelhantes, o afetado torna-se amargo e as suas agressões dirigem-se contra ele próprio. A acidez gástrica indica, portanto, o "azedo" em que nos tornamos.

A gastrite crônica ou aguda pode, por exemplo, ser consequência de:

1. Uma maneira de viver demasiado agitada. Quem se alimenta de muitas informações diferentes, quem deve, seguidas vezes, "comutar" mentalmente, quem corre de uma chamada para outra e nunca encontra tranquilidade acabará por ficar "irritado" se reagir "de forma sensível" a isso.

2. Alimentos indigestos. Quem se vê confrontado com situações que não domina, com informações que lhe "pesam no estômago", ou quem se sente pressionado ou irritado pelo meio que o rodeia, notará igualmente que o seu estômago reage de forma sensível.

3. Alimentos demasiado quentes ou demasiado frios. Simbolicamente, isto significa que enfrentamos situações extremas. Mas quem confia excessivamente em si mesmo ou na sua capacidade de absorção precisa de tranquilidade para digerir o que comeu. Por isso, a terapia da gastrite inclui dieta e a obrigação de evitar coisas que possam provocar uma "irritação".

O que é preciso fazer

O doente do estômago deve aprender a tomar consciência das suas sensações e conflitos. Tem de aprender a superar as suas impressões para não ser superado por elas, a "exprimir" a sua sensação de que é incompreendido e a sua agressividade, não engolir e não acumular os conflitos, mas resolvê-los.

Os seus problemas de estômago desaparecerão na medida em que seguir estes conselhos.

GLAUCOMA

Através da pressão interior a que uma pessoa está exposta, aumenta a pressão interior do olho produzida pelo glaucoma e daí resulta uma limitação cada vez maior do campo visual.

O que é preciso fazer

Tem de se aliviar em primeiro lugar o bloqueio emocional criado por um medo não resolvido, a preocupação ou tristeza provocada por uma perda.

Como sinal exterior da estagnação emocional, os canais lacrimais são bloqueados por lágrimas que ficaram retidas (isto é, não se chorou): é benéfico respirar "através dos olhos", ou melhor, imaginar que se respira por eles: inspirar e expirar com o pensamento através dos olhos. Se a respiração relaxar, dissolve-se também a pressão interior e voltamos a ser mais livres. Melhor ainda é detectar a causa do bloqueio emocional e enfrentá-la. Encontraremos, quase sempre, uma depressão profundamente arraigada, que pode durar semanas até que a confrontemos. Isto é doloroso, mas só assim pode ser resolvido. Trata-se de uma antiga tarefa que tinha sido descuidada e não foi resolvida. Através do aumento da pressão interior do olho, o organismo obriga-nos a ocupar-nos dela e, por fim, a libertarmo-nos.

Naturalmente, é muito benéfico o relaxamento profundo, o treino autógeno, a prática do ioga, os exercícios respiratórios, as técnicas de imaginação, a psicocibernética, a auto-hipnose ou os exercícios para os olhos, segundo Feldenkrais e Bates. Contudo, se não se determinar e resolver a causa, qualquer relaxamento só pode dar, precisamente, um alívio passageiro, mas não uma solução. Perdemos a "visão global" e vemos o mundo com lentes. Talvez seja doloroso ocupar-se da realidade, mas é o único caminho para a cura.

GOTA

A gota é uma perturbação do metabolismo causada, na maioria dos casos, por uma predisposição (gota primária) e provocada por alimentos que contêm purina. As purinas são necessárias ao corpo, embora uma quantidade excessiva possa provocar um ataque de gota. Portanto, revela em primeiro lugar que existe uma quantidade excessiva de determinadas substâncias que o corpo rejeita.

Em sentido figurado, isto significa que o doente de gota se ocupa demasiado das mesmas coisas. Há uma incapacidade – ou falta de vontade – para se distanciar adequadamente do passado, perdoar possíveis ofensas, ou também ideias ou ações próprias, e aceitar os fatos como tais. Quem olha sempre para trás sem mudar nem aprender nada com a experiência torna-se, pouco a pouco, amargo, ácido (ácido úrico) e, por isso, cada vez mais inflexível nas suas reações (dores nas articulações).

A gota pode ser também a consequência de outras doenças relacionadas, por exemplo, com o aumento anormal dos glóbulos brancos ou vermelhos. Também por causa da tumefação dos gânglios linfáticos, o corpo forma purinas de maneira reforçada e produz a gota secundária. Diferentes afecções renais podem também produzir ataques de gota devido à escassa eliminação de ácido úrico. Também podem provocar a gota os excessivos esforços físicos, o abuso de álcool e a privação de alimentos.

Antes, esta era uma doença própria das classes mais abastadas, mas hoje chega a ser, num plano geral, uma das mais frequentes da nossa civilização. Afeta dez vezes mais os homens do que as mulheres e pode passar muito tempo sem se manifestar, até se produzir um ataque agudo, quase sempre depois de uma refeição suculenta, do consumo excessivo de álcool ou por outra causa. O ácido úrico do sangue deposita-se em forma de cristais nas articulações e nos rins. De maneira especialmente frequente, são afetadas as articulações dos dedos e dos joelhos. Através da progressiva inflamação das articulações, formam-se os conhecidos nós da gota.

Devido a esta afecção, a pessoa torna-se fisicamente rígida e inflexível. A consciência, bloqueada e desarticulada, acompanha essas manifestações de endurecimento que afetam dolorosamente o corpo. Obriga a pessoa a "voltar-se para si mesma", a acalmar-se, a abandonar as suas atitudes autoritárias e dominadoras.

O que é preciso fazer

A mensagem da doença é clara: o doente não deve continuar a pensar e a lamentar o sucedido, a culpar os outros e a queixar-se da má sorte, mas sim aceitar as consequências do vivido, sugerir uma conversa esclarecedora com outros afetados ou transformar de qualquer outra maneira adequada a sua posição interior bloqueada, para dar oportunidade ao desenvolvimento psíquico.

GRAVIDEZ (transtornos da)

Quem se queixa durante a gravidez de um aumento de sintomas físicos, como enjoos ou vômitos, está enfrentando no seu interior a nova situação. Estes sintomas podem indicar também uma rejeição inconsciente do filho.

A grande mudança relacionada com o fato de ter um filho desencadeará, quase sempre, profundas inquietações interiores que são inerentes ao processo. Particularmente nas mulheres muito magras e frágeis, a mudança do nível hormonal no corpo provoca mal-estar. No plano mental significa que, num primeiro momento, essas mulheres não aceitam a "feminilidade" tão evidente. Nesse caso, a identificação com o maternal, doméstico e protetor, ainda é pouco habitual. Mas também em casos de dificuldades e conflitos com o pai do filho podem produzir-se transtornos da gravidez, baseados eventualmente no temor de não ter ajuda para educar e alimentar o filho.

O que é preciso fazer

Portanto, os transtornos da gravidez indicam que as mudanças que derivam desse estado não são nítidas e as consequências são incertas. Apego-me ao conhecido, estou apegada ao antigo, ainda não estou preparada para "exprimir" o novo, para entrar num âmbito diferente do meu ser. Todavia, a gravidez obriga-me a enfrentar o novo, porque não posso continuar a viver da maneira que vivi até agora. A mulher converte-se em mãe, a relação de cônjuge faz nascer a família.

Quem enjoa não se sente ainda à altura da situação, não está de acordo ou, pelo menos, ainda não o conseguiu por completo. Os enjoos, dores, queda de cabelo ou perturbações da pigmentação são mensagens do corpo que se deveria ter em conta. Através da gravidez, os problemas não se criam, mas tornam-se visíveis, evidentes.

Os transtornos da gravidez são um sinal de que a própria pessoa também deve voltar a nascer. São uma espécie de convite para viver a partir "da sabedoria interior", a partir "do ventre", do profundo, e deixar a pretensão de decidir tudo somente com a cabeça. O novo que recebemos aspira a estender-se a todos os âmbitos da vida, como expressão total do processo.

Através da gravidez e do parto temos a oportunidade de viver uma experiência vital muito especial e singularíssima. Depois desse processo, torna-se "mais profundamente pessoal". Com cada filho nasce também, em parte, o próprio eu. Se estivermos disponíveis para isso, se dissermos sim sem reservas, os incômodos desaparecem.

HEMATOMAS

O tecido conjuntivo une as diferentes partes do organismo e as mantém unidas; dá solidez e firmeza à pele, o órgão de contato. A debilidade do tecido conjuntivo mostra falta de firmeza interior. Esta característica faz com que os hematomas sejam mais ou menos frequentes, isto é, a pessoa se fere com facilidade, mesmo que o impacto tenha sido pequeno.

As perturbações do tecido conjuntivo indicam que sou demasiado brando, demasiado dócil, suscetível de ser ferido e de ferir a mim mesmo. A tensão natural entre as diferentes partes fica perturbada.

Ao tecido conjuntivo cabe denotar a minha capacidade de unir diferentes partes, a minha complacência ou rebeldia, se o meu ser interior é vivo e flexível ou sobrecarregado e irritável. Se tenho uma forte coesão comigo mesmo, tenho também uma grande firmeza interior. Então é supérflua uma relação com o mundo exterior que até certo ponto cria dependência. Mas se me tornei dependente posso ser ferido com mais facilidade, porque a dependência já não corresponde à tensão natural. Ao faltar-me união comigo próprio, entro, muitas vezes, numa relação errada, recebendo assim feridas (os hematomas) por parte do mundo exterior. São os hematomas que tornam visível a minha dependência e sensibilidade. Nisso participa o sangue, a sede física da alma. A vida imprime-me sucessivamente um impulso (para pensar), mas também me golpeia frequentemente, ferindo-me no fundo do meu verdadeiro eu.

O que é preciso fazer

Quem sofre de debilidade do tecido conjuntivo tem de aprender a ser menos sensível e rancoroso e encontrar mais segurança, resistência psíquica e confiança original. No fundo, só se trata de um impulso que o nosso verdadeiro ser nos dá para que voltemos a ser nós mesmos. Quem vive a sua personalidade já não precisa transigir no ponto errado e ferir-se com isso.

O mundo exterior não pode substituir o nosso ser interior, mas constitui um convite para encontrar firmeza na própria personalidade. Quem não quer perder o contato exterior porque este substitui a firmeza interior de que carece está enganando a si próprio.

Quem encontrou a si mesmo é centrado, vivo e firme. A vivacidade e a flexibilidade determinam a profundidade do seu ser e, consequentemente, o seu tecido conjuntivo também é forte, sólido e elástico. A beleza e a veracidade encontram-se na própria personalidade. Quem é "verdadeiro" não depende de impulsos do exterior e a vida já não o fere.

HEMERALOPIA (cegueira noturna)

A pessoa que padece de uma diminuição da visão quando enfrenta a luz deveria interrogar-se sobre onde e quando não está em condições de "ver as coisas com determinada iluminação". Quem apoia a sua opinião numa só maneira de ver ou de julgar, quem não está em condições de se adaptar a circunstâncias cambiantes (dia-noite), sofrerá de hemeralopia. De noite há pouca luz, portanto, simbolicamente, há escassos pontos de referência para diferenciar tudo o que existe no mundo exterior. "De noite, todos os gatos são pardos", diz-se e, no entanto, os gatos são diferentes uns dos outros, o que só é evidente visto de perto. Portanto, ser hemeralópico significa também "colocar no mesmo saco", sem distinção, coisas que com luz adequada deveriam ser apreciadas de uma maneira mais diferenciada. O hemeralópico deve tentar ser mais tolerante e objetivo e insistir menos numa opinião.

O que é preciso fazer

A hemeralopia é um convite para mudar a visão das coisas e estar preparado para olhar também o "obscuro". O hemeralópico deve aprender a abrir os seus olhos (e o seu entendimento) a todos os aspectos da vida e estar disposto a ver todas as partes da realidade.

HEPATITE

As afecções biliares indicam dificuldades no trato com as agressões particulares. Quem não expressa a sua irritação está causando uma perturbação no seu fluxo biliar. As agressões em si mesmas não são negativas; a sua natureza depende do modo como são recebidas. Devemos aprender primeiro como lidar com elas. Quem tem muitas preocupações e muito que "roer", provavelmente corre o perigo de contrair doenças gástricas. Mas quem se incomoda continuamente com fatos concretos, sem mudá-los nem aceitá-los, está produzindo agressões que não têm solução, particularmente se quem as produz nem sequer identifica e revela os seus problemas.

Se essa acumulação de emoções agressivas se mantiver durante muito tempo, produz-se outro nível de desenvolvimento do sintoma: os cálculos biliares. Os pensamentos negativos e amargos e as agressões acumuladas concentram-se e convertem-se em pedras. Agora, a vida está como se sofresse o impacto de um forte peso e, em determinado momento, as energias subjacentes se manifestarão dolorosamente através de uma colite hepática.

O que é preciso fazer

O doente com transtornos biliares deve aprender a admitir os seus impulsos internos, a exprimi-los, mas também, se necessário, a mudar ativamente o meio que o rodeia, a buscar as consequências corretas dos atos, a defender-se para que a sua energia não se dirija para quem não deva. Porque, no fundo, as agressões que produz estão orientadas para outras pessoas.

HÉRNIA INGUINAL

A hérnia inguinal é uma advertência de que não estou em condições de suportar uma pressão, uma carga. Mas também pode ser uma indicação de que algo antigo em mim se quebrou. Às vezes, a hérnia inguinal constitui até uma indicação de arrogância ou um indício de uma tendência de autopunição.

Seja como for, uma hérnia é sempre uma chamada para resolver uma pressão. Isto também pode acontecer desenvolvendo uma posição diferente perante as coisas. A criatividade entrou num caminho errado e devemos voltar a ajustá-la, refletir sobre a nossa vida, encontrar uma resposta às perguntas essenciais: por exemplo, o sentido da existência, qual é a nossa "tarefa". Devemos controlar para que direção deveríamos, talvez, corrigir o caminho da nossa vida.

HERPES

O herpes simplex é uma doença que se caracteriza pela presença de pequenas vesículas cheias de líquido que afetam as faces, os lábios ou os órgãos genitais.

Estas pequenas vesículas indicam uma contradição interna. Um conflito latente "acendeu-se", agudizou-se devido a uma causa exterior e deve ser enfrentado.

O herpes na região genital é um sinal inequívoco de dificuldades, descontentamento ou agressividade sexual. Também os sentimentos de culpa podem desencadear esta infecção viral, que muitas vezes volta a reproduzir-se ao fim de algum tempo no mesmo local. Isto significa que a cura não foi radical, mas aparente, e que não se conseguiu uma solução definitiva.

O herpes no lábio inferior indica uma desarmonia existente no físico. No final de uma etapa prolongada de má alimentação, agravada por dificuldades no aspecto sexual, pode produzir-se esta inflamação.

No lábio superior, em contrapartida, o herpes tem origem no afloramento de tensões mentais e psíquicas. Em caso de conflitos internos que parecem não ter solução, a afecção de herpes mostra a "violenta contradição" interna (= a inflamação). A pessoa está sob pressão e procura "febrilmente" resolver o seu problema.

HIPERTENSÃO

A pressão arterial mostra o grau e o tipo de dinamismo de uma pessoa. Resulta da inter-relação de funcionamento do sangue e dos vasos sanguíneos. Estes correspondem aos limites que se opõem ao desenvolvimento do próprio ser.

Tanto a pessoa afetada por hipotensão como a pessoa afetada por hipertensão evitam os conflitos existentes sem os encaminhar para uma solução. A hipertensão surge devido à constante ideia de um esforço, sem que este tenha sido realizado e, com isso, transformado em atividade. Isto provoca uma excitação permanente que eleva a pressão e a mantém alta, à espera do esforço a realizar. Através da pressão alta dispõe-se, a curto prazo, de mais energia, mas como não é utilizada, esta converte-se numa hipertensão mais ou menos crônica.

A pressão arterial aumenta quando se começa a analisar um problema, mas volta a baixar mal a pessoa em questão enfrenta o conflito, falando sobre ele. A pressão arterial pode elevar-se só por imaginar um esforço físico ou uma situação desagradável.

Assim, a sobrecarga imposta hoje ao indivíduo cria um estado de tensão exagerada como resultado da supressão da sua agressividade natural, da sua ira, mas também do seu medo e enfado. Uma constante carga psíquica provoca diretamente a hipertensão permanente. A pessoa afetada por hipertensão vive numa tensão crônica de espera, tenta brilhar no seu rendimento e satisfazer-se a si própria e aos outros.

Na realidade, só está suprimindo as manifestações não dominadas da personalidade. A sua educação impede que dê rédea solta às suas emoções. A pessoa hipertensa refugia-se na atividade, mas sem fazer o que é decisivo, que é libertar--se do conflito. As suas ideias rígidas de bom rendimento e excelente comportamento provocam maior pressão interior. O hipertenso está excessivamente adaptado socialmente, é escrupuloso e tem zelo no cumprimento dos seus deveres, mas guarda no fundo uma reserva de agressividade extremamente arraigada debaixo da capa da serenidade exterior.

A hipertensão apresenta-se mais vezes nos homens do que nas mulheres, e o chamado "domínio de si mesmo" costuma levar ao enfarte cardíaco. Esta forma do domínio de nós mesmos provoca a contração dos vasos sanguíneos. A pressão do sangue e a reação dos vasos sanguíneos contraídos resulta numa forma muito instável de equilíbrio que desemboca, em determinada altura, na catástrofe.

A hipertensão pode, igualmente, ser provocada pela falta de elasticidade dos vasos sanguíneos, como a esclerose das suas paredes, por exemplo. Falamos então da hipertensão da velhice. Embora não seja necessariamente assim, muitas pessoas idosas perdem a flexibilidade, a capacidade de se adaptar às circunstâncias. A expressão física dessa posição natural traduz-se na rigidez dos vasos sanguíneos.

O que é preciso fazer

A hipertensão é um convite a tornarmo-nos mais flexíveis, a abandonarmos a ambição de querer conseguir cada vez mais, que leva à rigidez interior. Quando se suporta uma pressão alta, deve-se ter mais em conta as emoções.

Também nos mostra o caminho dos nossos próprios sentimentos, a viagem interior por nós próprios, o amor-próprio no bom sentido da palavra e também o sermos mais "cordiais" com todos os outros. Se se fizer com sinceridade o esforço, a pressão interior diminui, o que tem um efeito positivo na hipertensão.

HIPOTENSÃO

Muito diferente é a situação que provoca a hipotensão. Muitas pessoas têm a pressão arterial demasiado baixa, não têm energia de manhã, sentem-se cansadas e abatidas. Têm dificuldades para se concentrar, enjoam facilmente e algumas chegam a desmaiar, pois os órgãos vitais, sobretudo o cérebro, não estão suficientemente irrigados pelo sangue.

Estes desmaios são, ao mesmo tempo, uma indicação do ponto onde se encontra realmente o problema. A pessoa afetada de hipotensão recua diante das dificuldades, não tenta resistir ou impor-se, mas evita qualquer conflito. Omite-se perante os problemas difíceis, o que se traduz, no plano físico, na impressão de que o seu sangue também se omite. Isto provoca, muitas vezes, perturbações da circulação sanguínea periférica, uma expressão do fato de não querer entrar em contato com algo, perante o qual prefere recuar. O essencial já não é vivificado suficientemente. Subtrai-se ao conflito, se necessário chega ao desmaio e pretende, desse modo, esquivar-se à sua responsabilidade. Quem tem uma pressão arterial demasiado baixa não é firme, não enfrenta os problemas, não defende devidamente os seus interesses, não quer responder por nada. Evita os desafios e, frequentemente, até o da própria sexualidade, que depende também em muitos aspectos da pressão arterial. Uma pessoa afetada de hipotensão retira-se para o inconsciente.

A hipotensão apresenta-se com frequência nas mulheres, que, nos casos extremos desmaiam, obrigando assim o meio que as rodeia a poupá-las do conflito.

O que é preciso fazer

O mais benéfico em caso de pressão baixa é a atividade: subir pelas escadas em vez de ir de elevador, praticar ciclismo, nadar, jogar tênis. O esporte indicado é o que lhe exigir mais atividade. Todos os dias, o pulso deveria ser mantido em 130 pulsações durante um mínimo de 10 minutos. Duchas alternando água quente e fria, massagens com escova na direção do coração e um bom café da manhã com sal e sem doce são benéficos.

Para a circulação sanguínea, cinco pequenas refeições são melhores do que três maiores. O álcool em pequenas quantidades pode estimular a circulação sanguínea, mas álcool demais é pernicioso, porque dilata os vasos sanguíneos e o sangue flui ainda com mais lentidão. Também o café, pouco açucarado, ajuda muita gente, mas nem todos o suportam e, em caso de estresse, o café não desperta, produzindo, sim, sensação de cansaço. Se alguma vez enjoar, sente-se ou deite-se, mas não permaneça imóvel. Estique os músculos das pernas, pedale no ar ou, pelo menos, levante as pernas. Em caso de suores repentinos, deve-se beber, porque, muitas vezes, a quantidade de líquido que se ingere não assegura as necessidades mínimas, o que produz um colapso da circulação. É melhor desenvolver alguma atividade nas suas férias, em vez de limitar-se ao puro ócio.

Todas estas medidas criam uma atividade que reforça a energia. Todavia, a verdadeira ajuda só é trazida com uma mudança de posição. A pessoa com pressão baixa deve aprender a enfrentar os seus problemas, a deixar de recuar, a não se evadir e resolver ativamente o que deve resolver.

IMPOTÊNCIA

Se não existirem razões orgânicas, a impotência pode ter diferentes causas psíquicas:

- O homem impotente identifica-se mais com o seu pólo feminino e com o papel de submetido. Muitas vezes, a impotência também é uma consequência do medo da feminilidade em si.
- O homem sente a pressão da responsabilidade física na relação sexual, de ter de "cumprir", demonstrar, mostrar ou oferecer algo à sua companheira. Só quando ambos estabelecerem um mútuo entendimento baseado na confiança e falarem das suas expectativas, esse obstáculo, na mente do homem, pode ser eliminado.
- O homem recusa inconscientemente a sua companheira.
- Sentimentos de culpa perante si mesmo, ou perante uma companheira. Numa aventura extramatrimonial iniciada,

talvez, de maneira precipitada, pode ocorrer que o homem tenha escrúpulos inconscientes, pense que está ferindo sua mulher com o seu comportamento e pondo em perigo uma relação que, apesar disso, talvez queira preservar. Talvez esses sentimentos de culpa tenham também a sua causa na ideia (irreal) do homem de que depois de romper uma relação, nunca mais poderia estar com outra mulher. Esse tipo de "juramento de amor eterno" que tinha sido feito numa fase da dor pode limitar e perturbar uma nova bela relação e também o componente sexual desta.

- Preocupa-o o medo inconsciente da própria agressão, da própria posição de poder que o homem adota durante o ato sexual. Só se o homem se identificar com o seu "papel" poderá cumpri-lo sem arrependimento, sentimentos de culpa ou falsas ideias e expectativas.

- Inexperiência, precipitação e falta de comunicação: normalmente, antes de iniciar uma relação sexual, o casal deveria desenvolver a sua confiança mútua e conhecer os seus respectivos desejos. Mas se o contato sexual se produzir demasiado depressa, ou se ambos são muito tímidos para falar da sua intimidade, esse contato pode "ocorrer" de uma forma mais ou menos superficial, com a consequente incompreensão ou insegurança. Daí ser imprescindível uma conversa íntima prévia.

O que é preciso fazer

A solução dos problemas citados encontra-se no conhecimento de que, em cada um de nós, existem aspectos psíquicos masculinos e femininos. Contudo, antes de alcançar um desenvolvimento pessoal completo, é necessária uma identificação total com o papel do próprio sexo. Só se se conseguir viver essa parte por inteiro é que o caminho fica livre para o posterior desenvolvimento.

INFECÇÕES (em geral)

Qualquer infecção indica um conflito que não foi resolvido no plano da consciência. Muitas vezes, não estamos preparados para tal conflito, não o admitimos ou tentamos evitar reconhecê-lo, obrigando assim a vida a torná-lo consciente em outro plano. É a dor que já não se pode evitar que nos leva a enfrentar o problema.

A energia do conflito atrai germes patogênicos (vírus, bactérias, toxinas) e concentra-os na parte do corpo que corresponde ao âmbito conflituoso psíquico-mental. Neste sentido, as partes afetadas do corpo falam uma linguagem clara e o conflito manifesta-se na forma de uma inflamação. Quando esta é aguda, indica uma causa atual; uma inflamação crônica, em contrapartida, traduz um conflito antigo e permanente sem resolução, mas ambas as manifestações são um claro convite a ocupar-se, por fim, da tarefa indicada e da sua solução. A inflamação produz-se porque não se enfrentou voluntariamente uma obrigação, uma tarefa ou um problema, mas apenas se procurou evitá-los.

O que é preciso fazer

A mensagem de enfrentar a tarefa será recebida reiteradamente até estar resolvida. Portanto, o mais simples é apresentar-me à primeira chamada para estar livre para uma nova tarefa da vida. Na maioria dos casos, isto significa tomar uma decisão e aplicá-la de maneira consequente.

INFERIORIDADE (complexos de)

Os complexos de inferioridade fazem-nos acreditar que, tal como somos, não merecemos ser amados. Como não nos amamos, tentamos nos tornar mais dignos de ser amados. Obedecemos, somos aplicados, tornamo-nos cada vez mais aptos e competentes, talvez até ricos e famosos. Toda a nossa vida terá mudado, menos os complexos de inferioridade.

Pensamos: "Assim agrado às pessoas, mas será que realmente gostam de mim? E se gostam, não será apenas pelas minhas capacidades, pela minha riqueza?" Devemos reconhecer que, deste modo, não conseguimos eliminar os nossos complexos de inferioridade, mas, pelo contrário, estamos bloqueando ainda mais o caminho para o verdadeiro eu.

O que é preciso fazer

Temos de enfrentar a tempo os nossos sentimentos de inferioridade, tomar consciência de quem somos realmente. Existe um modo simples para ser amado: começando a amar. Os camponeses sabem que só podem colher daquilo que semearam. Por isso, deveríamos dar, conscientemente, os dois passos que nos aproximam da solução:

1. Tomo consciência da imagem que tenho de mim mesmo e crio uma imagem positiva, para que possa começar por amar a mim mesmo. Aceito de forma incondicional aquilo que sou autenticamente.

2. Começo por dar amor onde me for possível, sem me preocupar com o que recebo em troca, porque o amor não é uma troca. Converto-me, cada vez mais, em alguém que ama de verdade, e isto torna-me tão digno de ser amado que serei amado pelos outros, embora agora já não precise, porque estou a dar a mim mesmo o amor de que sempre me tinha privado. Já não haverá lugar para complexos de inferioridade.

INSÔNIA

Dormir pressupõe uma confiança original e a capacidade de limitar atividades e abandonar o controle, pois durante o sono voltam a vir à superfície da consciência sentimentos e ideias que não escutamos e que foram relegados durante o dia para o subconsciente. Quem tem problemas para dormir deveria concluir o dia de forma consciente, abandonar-se cheio de confiança à noite e não pensar no dia seguinte.

Os adultos precisam de menos horas de sono que os mais jovens, e depois dos 70 anos a média é de 5 ou 6 horas, embora não se costume contar o tempo das sestas que muitos idosos costumam fazer. Esse tempo complementar que é dormido de dia influencia o sono noturno das pessoas, que acordam durante a noite e, em geral, supervalorizam os seus cuidados e a sensação de que dormem muito pouco. Muitas pessoas inquietam-se, pois devido à sua reduzida necessidade de sono acordam muito cedo de manhã e até antes do amanhecer. Nesses casos, pode ser benéfico que antes de iniciar o descanso noturno seja feito um longo passeio ou se escute um bom programa de música, se faça algum relaxamento ou se medite. Também de manhã um passeio, uma boa leitura ou ouvir música podem ajudar a começar bem o dia.

Para as perturbações do sono existem diferentes causas:

- Quem não é capaz de desligar-se dos acontecimentos do dia, quem tem muitas responsabilidades e quer estar preparado, inclusive sem respeitar as horas de sono para tomar decisões, quem não pode desligar o seu funcionamento intelectual, sofrerá provavelmente perturbações.
- Quem gera uma imagem artificial de si mesmo perante o meio que o rodeia, quem não quer mostrar-se tal como é realmente, quem tem medo dos seus próprios "lados obscuros" (medos noturnos), quem reprime partes da sua personalidade e não quer admitir a sua existência; quem tem temores que não gostaria de admitir, temerá também a noite.
- Quem teme a morte experimentará também receio pela noite, a qual encara como ameaçadora.
- Quem tem sempre o controle, quem não sabe abandonar-se ou deixar que as coisas aconteçam, quem não quer subordinar-se ou sentir o sono como "impotência", tampouco saberá abandonar-se a ele.

Mas também as causas externas podem ter culpa na não-conciliação do sono: uma cama incômoda, um quarto com temperatura inadequada, alimentos pesados antes de deitar, assim como bebidas estimulantes (café, coca-cola, chá, álcool) e medicamentos que contêm cafeína; os ruídos incômodos e, sobretudo, a presença de diferentes tipos de dores de cabeça, de dentes, de estômago ou reumatismo podem afastar ou perturbar o sono.

Os soporíferos não são um caminho adequado para conseguir um sono reparador e só deveriam ser tomados quando houvesse uma mudança de ritmo no horário, por exemplo, após longas viagens de avião, ou quando se suporta uma carga aguda depois de uma operação cirúrgica.

Quase ninguém sofre realmente de falta de sono, porque o corpo consegue o sono de que necessita, mesmo durante o dia. Por isso, o sono não deveria converter-se em obrigação. Muitas vezes, o desejo de dormir é, no fundo, uma fuga de uma vida sem conteúdo. A condição para um sono pacífico e reparador é o equilíbrio espiritual e um corpo cansado. O nosso organismo é um aparelho cinético; portanto, deveríamos movimentá-lo o suficiente, de modo a estarmos realmente cansados quando formos para a cama.

O que é preciso fazer

Quem sofre de insônia deve aprender:

- a soltar-se;
- a abandonar-se;
- a aceitar-se como ser perfeito, "obscuro";
- a abandonar o seu poder, a subordinar-se;
- a perder o medo da morte.

MANIA DE LIMPEZA

Tal como limpamos o nosso corpo lavando-o, lavar-se é também um símbolo da limpeza interior, retirando toda a sujeira. Por alguma razão, após um banho abundante, sentimo-nos realmente limpos. No exterior, tanto como no interior, distanciamo-nos de coisas ou problemas desagradáveis e impuros. Neste contexto, a ânsia obsessiva de lavar mostra claramente a tentativa de nos limparmos de uma culpa real ou imaginária. Este fenômeno encontra-se, com frequência, em adolescentes que querem distanciar-se da sua (crescente) sexualidade, que querem distanciar-se das *sensações impuras*. Tentam acalmar a má consciência através de uma compensação exterior.

O que é preciso fazer

Quem está sujeito a uma ânsia obsessiva de limpeza deveria tentar, consequentemente, compensar uma culpa que tenha acontecido na realidade, ou modificar e corrigir a sua posição errada perante os fatos que causam uma culpabilidade imaginária.

MIOPIA

A miopia é uma expressão que reflete o medo do mundo exterior. Quem não quer olhar de frente os fatos da vida vive de maneira míope. Irá se tornar míope se não aprender a enfrentar as responsabilidades da vida. A miopia é particularmente frequente na juventude, porque ainda falta ao jovem a visão do conjunto, a previsão. Ainda não quer ver o futuro (a distância), só lhe interessa o momento e, portanto, ainda não vê longe. No entanto, a miopia pode ser reduzida de forma muito significativa a partir dos vinte anos, provavelmente na medida em que se ganha "visão".

Os olhos, como a maioria dos órgãos, são influenciados pela atividade nervosa do simpático e do parassimpático (simpático = sistema nervoso autônomo; parassimpático pertence ao sistema nervoso vegetativo de efeito contrário). As pessoas míopes correspondem, muitas vezes, ao "parassimpático", pois são mais equilibradas emocionalmente, mais tolerantes e mais ordenadas. Têm tendência para retirar-se das coisas exteriores de modo a fortalecer o crescimento interior.

Uma pessoa míope pode distinguir muito bem as coisas próximas, enquanto as mais longínquas parecem-lhe confusas. A pressão para obter um rendimento ótimo e o estresse encontram-se entre as causas desta irregularidade da visão, mas, sobretudo, a preferência pelos alimentos doces e uma dieta deficiente ajudam o seu desenvolvimento. A nutrição escassa determina a sua grande incidência nos países pobres do Terceiro Mundo.

As pessoas míopes dão mostras, muitas vezes, de uma posição mental estreita, limitada pelo receio do futuro e pela aversão a vivências e observar com clareza os problemas para encará-los com plena responsabilidade. Essa atitude está ligada também à timidez e à introversão desmedidas.

Entre os intelectuais, o número de míopes é particularmente alto. Daí se poder tirar a conclusão de que a miopia tem as suas causas no acentuado "trabalho próximo", como a leitura. Mas também pode ter outra interpretação, isto é, que uma pessoa introvertida, em geral, lê mais e, consequentemente, é mais instruída, à custa do fortalecimento da sua visão próxima.

O tipo leptossômico (conformação corporal delgada com membros delgados) é considerado propenso à miopia. Nele predominam algumas características da personalidade, como o medo das apreensões e a sua inibição para manifestar esses sentimentos de maneira adequada. Pode-se considerar introvertido e orientado para si mesmo. Também é evidente o seu particular tipo respiratório.

No corpo do míope, distinguem-se indícios de que anteriores e reiteradas experiências como o medo, os sustos e as impressões familiares não foram superadas, mas bloqueadas, permaneceram estagnadas. O peito costuma ser plano, para impedir a inspiração completa antes de os sentimentos avassaladores chegarem ao interior. Portanto, o principal bloqueio muscular no míope não se encontra nos olhos, mas no corpo, e bloqueia o fluxo de energia antes que chegue aos olhos. Se esta fase de inibição e de rejeição à receptividade não evolui, a consequência pode traduzir-se no transtorno visual mencionado.

Portanto, a miopia é frequentemente a expressão de uma excessiva subjetividade. Vê-se tudo a partir da própria perspectiva. Com isso, justamente, a miopia quer obrigar a pessoa a olhar para si de uma vez, para ver o evidente. Mas o míope não quer reconhecê-lo e assim o sintoma exige-lhe que olhe para si mesmo de modo a conhecer-se a si próprio. A miopia é sempre uma mensagem para se olhar e compreender-se a si próprio e tirar as conclusões adequadas.

O míope não costuma compreender a mensagem e afasta-se, renunciando intimamente sem se compreender ou, pelo menos, olhar para si mesmo. Assim, acaba por tornar-se ainda mais tímido, inibido e "espiritualizado". É menos excitável e controla mais as suas emoções do que as outras pessoas. No plano social é mais adaptado do que uma pessoa de vista normal. Evita as dificuldades ou suporta-as com paciência, sem se queixar durante muito mais tempo do que a maioria das pessoas.

De uma comparação entre povos, resulta que na China existem três vezes mais míopes do que presbitas, enquanto no Japão há até seis vezes mais pessoas míopes do que presbitas. Isto significa que mais de 50% dos japoneses são míopes. É a percentagem mais alta que se registou num povo, e é compreensível se tivermos em conta que parte da educação do japonês consiste em não mostrar os seus sentimentos, mas ocultá-los por trás de um sorriso, de não contradizer os outros e de se adaptar ao grupo ou à comunidade.

A ORIGEM DA MIOPIA

A miopia costuma aparecer entre os 12 e os 16 anos, e insere-se na chamada "teoria do trabalho próximo", porque nessa idade os jovens têm de fazer muito "trabalho próximo" na escola e em casa. Também é o período da puberdade, um período em que a vista, também no plano mental, se dirige para o que está próximo, pois deve-se superar consideráveis mudanças. O adolescente toma consciência do seu sexo, ao mesmo tempo que se desenvolve o seu ser social, razão pela qual, nessa época, gosta de fazer parte de um grupo. A natureza "quer", portanto, que se ocupe mais de si mesmo para realizar o desenvolvimento necessário.

É evidente que muitos estudantes do segundo grau se tornam míopes, enquanto a miopia nos estudantes de ensino básico é menos frequente. Isto poderia induzir a que se relacionasse a miopia com a cultura, mas contra isso há o fato de 70% das trabalhadoras do setor têxtil sofrerem de miopia, pois o seu trabalho exige a constante atenção visual ao que está próximo. O mesmo sucede relativamente aos tipógrafos. Mas se a culpa é do trabalho, porque não se tornam todos míopes? Temos de ter em conta a herança genética, porque a miopia se pode produzir também com base numa anomalia ocular hereditária. Portanto, teremos de procurar também um "fator de predisposição" que tem, provavelmente, o papel determinante para o aparecimento do sintoma.

Se esse fator de predisposição é considerado válido, a supressão ou, pelo menos, a diminuição desse fator deveria levar à redução da miopia ou até à sua eliminação.

É nesta direção que aponta o "treino ocular", desenvolvido originalmente pelo oftalmologista norte-americano Dr. Bates, mas que, entretanto, foi ampliado e melhorado consideravelmente pelo famoso escritor Aldous Huxley, entre outros. Bates considera a miopia uma consequência de contrações crônicas da musculatura exterior do olho, o que, seguramente, é verdade. Fica a pergunta: o que é que provoca a contração crônica dessa musculatura? Acolhendo também os fatores psicológicos, muitos terapeutas da vista incluem, na sua terapia, a respiratória e outras formas especiais relacionadas com a imaginação. Na minha própria prática apresentam resultados, sobretudo, a aplicação de técnicas de regressão a vidas passadas, porque as debilidades visuais desapareciam ou melhoravam muito logo depois de uma "regressão" em que nem sequer tinham sido tocadas. É notório que se consegue com isso uma "visão diferente das coisas", o que tem também um efeito imediato nos olhos.

Contudo, todas estas terapias têm uma desvantagem: são eficazes quando já existe uma deformação ocular. Muito mais importante seria não deixar que se produzisse essa "visão errada" das coisas, influindo a tempo na posição psíquica. Isto poderia ser conseguido através de uma vida o mais livre possível de angústias ou de uma assimilação e eliminação imediata da angústia. Isso requer higiene mental e a transmissão de uma filosofia geral da vida, desde a adolescência, para que as crispações não se produzam ou que possam, pelo menos, ser combatidas precocemente.

NÁUSEAS E VÔMITOS

As náuseas e os vômitos indicam que algo está nos pesando no estômago.

Também um problema poderá pesar-nos no estômago e tirar-nos o apetite. As situações desagradáveis e os problemas podem, como se vê, provocar mal-estar físico e em, última análise, acabaremos por desfazer-nos do que nos estorva e que exigimos a nós próprios fazer: vomitando.

As náuseas realçam a rejeição de algo que não desejamos. Mas também uma mistura selvagem de alimentos, ou seja, a ocupação de demasiadas coisas diferentes simultaneamente, pode provocar náuseas e vômitos.

Desfazemo-nos de coisas e impressões que não queremos assimilar, que não podemos integrar. Os vômitos são uma expressão maciça de defesa e rejeição. Isto se manifesta, em especial, nos vômitos durante a gravidez.

As náuseas aparecem quando tomo consciência de algo que gostaria que não tivesse ocorrido. Os vômitos são uma expressão total de defesa e de rejeição contra algo com que entrei em contato, não podendo (ou não querendo) aceitar. Ao vomitar, volto a expulsar o que é indigesto ou nocivo para mim, embora seja só no plano físico. Gostaria de fazê-lo também no plano mental, mas não vejo nenhuma via para isso.

O que é preciso fazer

O importante é que não continuemos a ocupar-nos do erro ou da situação que rejeitamos, mas que procuremos possibilidades de solução e as concretizemos. Pode tratar-se de uma mudança da situação não desejada ou da nossa posição perante ela. Ambas as coisas implicam que acabe a rejeição e que, consequentemente, desapareçam também as náuseas.

NERVOSISMO

O nervosismo pode ter diferentes causas:

1. Sabermos, a partir de uma convicção interna, que somos chamados a realizar determinados atos e a chegar a consequências indesejáveis pode desencadear uma grande excitação nervosa. Quem reprime um conhecimento em troca de comodidade ou não quer ceder à vontade de outra pessoa (talvez por oposição ou por uma espécie de capricho) se sentirá agitado no seu íntimo pela luta de diferentes energias.

2. Também o medo pode provocar uma grande excitação. Quem tem medo de uma determinada situação ou tarefa e, portanto, a evita, provavelmente acusará grande nervosismo, porque espera subconscientemente que ela aconteça. Tais situações podem ser:

   - conflitos inconscientes ou não expressos com o seu parceiro;
   - uma visita ao médico que foi adiada sucessivamente;
   - a próxima aula tão temida para aprender a dirigir, ou outros exames.

3. Uma alimentação incorreta pode ser a causa de um nervosismo agudo. Quem ingere quantidades excessivas de açúcar, café ou chá pode sentir-se excitado depois, devido a uma atividade exagerada do metabolismo.

O nervoso não precisa de um medicamento para se tranquilizar, mas de uma nova atitude positiva perante a vida, os problemas e as tarefas. O executivo nervoso deve aprender que não é de forma nenhuma acertado fazer tudo o que é importante por si só, mas deve aprender a delegar funções.

A mãe nervosa deve aprender que para o seu filho não é benéfica a sua excessiva ânsia protetora. Essa atitude, ao mesmo tempo que produz um nervosismo permanente na mãe, constitui o germe de um verdadeiro problema para o filho.

O empregado nervoso deve reconhecer que tem direito a fazer besteiras, a enganar-se nas conversas com os clientes ou a cometer erros quando digita. A ambição exagerada, a própria inocência ou o receio da crítica representam nesse caso os verdadeiros problemas, e não o nervosismo, que se produz como consequência lógica. As razões do nervosismo são tão múltiplas como a própria vida e devem ser averiguadas num balanço pormenorizado da personalidade.

O nervosismo indica sempre uma pressão interior que se cria porque algo não é como gostaríamos que fosse. Demonstra uma falta de serenidade que nasce do desejo de render mais do que se pode e do medo de não corresponder à sua elevada norma interior. O nervosismo é o receio do fracasso, sobretudo se tentarmos cumprir todas as exigências que nos impusemos.

O que é preciso fazer

A nossa tarefa vital não deverá cumprir as expectativas de outros ou um ideal que nos impusemos e que nos pressiona. Ninguém pode exigir mais do que fazermos as coisas o melhor que pudermos, nem devemos exigir mais de nós mesmos. O correto é cumprir com alegria e o melhor possível as obrigações, e não querermos ser diferentes do que somos. A partir do momento que aceitarmos a nossa maneira de ser e deixarmos de querer ser perfeitos, a intranquilidade e a excitação nervosa desaparecem, para serem substituídas por uma benéfica serenidade.

NEVRALGIA DO TRIGÊMEO

O trigêmeo é um nervo que pode ser considerado no seu estudo em três partes que inervam os lados da cabeça e as zonas superior, média e inferior da face.

No plano energético (não fisiológico), esta linha nervosa transmite impressões de sentidos do âmbito de recepção (face) ao âmbito de transmissão (cérebro). Os conhecimentos obtidos são transmitidos para classificação. Se registrarmos impressões que rejeitamos, ou que não queremos ou podemos incluir nos nossos pensamentos, produzimos, no plano mental, uma segunda energia contrária que perturba e é um obstáculo ao estímulo recolhido, isto é, ao conhecimento.

Os doentes de nevralgia do trigêmeo recebem uma mensagem do destino para compreender na sua vida determinadas relações e extrair delas as correspondentes consequências de uma maneira consciente. Todavia, evitam estas consequências porque receiam possíveis conflitos, agressões ou situações desagradáveis. Simula-se um mundo intacto, custe o que custar, que na realidade não faz mais do que cobrir dificuldades existentes e dissonâncias.

O que é preciso fazer

Em caso de dificuldades do trigêmeo, devemos interrogar-nos:

- Que aspectos da minha vida preferiria nem sequer admitir?
- Estou evitando consequências importantes porque sou acomodado ou medroso?
- Estou agarrando-me a algo obsoleto, mesmo sabendo há muito tempo que é necessária uma mudança?

OBESIDADE

A inter-relação entre corpo e alma manifesta-se de forma nítida nos hábitos alimentares. Já para o lactente, a alimentação não é só a satisfação de uma necessidade básica, mas também, além disso, a oportunidade de obter cuidados e amor. Esta relação mantém-se durante toda a vida de uma maneira mais ou menos forte. Se mais tarde nos falta segurança e temos a sensação de não ser suficientemente amados, um instinto original empurra-nos para comer mais, para assim voltarmos a recuperar a segurança anterior.

Naturalmente, a necessidade de amor não pode ser satisfeita desta maneira. Podemos comer muito sem ficarmos satisfeitos. O vazio interior continua a existir. Também o aborrecimento e uma vida insatisfatória desencadeiam um mecanismo semelhante. Na realidade, temos necessidade de afeto, de reconhecimento, de segurança. Por alguma razão se diz em linguagem popular: "O amor passa pelo estômago." Se quando crianças nos portávamos particularmente bem ou vivíamos algum fato desagradável, a nossa mãe recompensava-nos com alguma guloseima, e assim, mais tarde, recompensamo-nos se a vida não o fizer. Isso origina a "gordura de aflição", que constitui uma nova frustração e o aumento de preocupações que se procura esquecer através de mais comida.

Também o desejo de carinho e companhia se manifesta fisicamente como "fome" ao satisfazê-la, engordamos e, portanto, aumentamos a nossa superfície de contato, a pele. Teoricamente, desse modo também aumenta a possibilidade de relação, de "contato" com outras pessoas. Além disso, a obesidade resultante garantiria que é quase impossível ignorar uma figura tão rotunda.

Portanto, por trás dos desejos exagerados de comer há uma debilidade do eu que deve ser compensada por afeto a partir do exterior, o que, como é óbvio, não traz qualquer solução. Mas essa debilidade do eu causa de novo falta de êxito ou receios que são compensados tornando a ingerir alimentos. Os medos e frustrações são suportados preenchendo o vazio interior com comida. Mas o que se procura na realidade é contato, segurança, carinho, êxito, reconhecimento e amor.

Assim, o obeso arrasta dificuldades que lhe tornam a vida pesada, e lhe dão, sobretudo, uma imagem errada de si mesmo. Na sua intimidade sabe que, no fundo do seu ser, não é assim. Rejeita a sua maneira de ser. Por isso, a energia vital não pode fluir livremente e os problemas sem resolução acompanham-no como um peso estranho e externo, tornando a sua vida duplamente pesada. Portanto, tem de aprender a suprimir a sua fachada, a eliminar bloqueios, a deixar de interpretar papéis e a retirar o muro da sua defesa. Isso porque a sua vida só é pesada porque ele mesmo o determina com o seu comportamento amuralhado.

Se levo a vida com exagerada seriedade, significa também que a vida é dura comigo. Coloco constantemente obstáculos a mim mesmo, ao meu verdadeiro eu. A minha vida é monótona, aborrecida, porque eu a impeço de fluir livremente e de enriquecer plenamente cada momento.

O obeso não só se rejeita a si próprio como na maioria dos casos também rejeita tudo o que o rodeia. O que o incomoda à sua volta incomoda-o, na realidade, em si mesmo. Deveria deixar de querer ser como os outros querem, sendo cabalmente ele mesmo. Se na realidade é ele mesmo, não tem necessidade de ser o centro de atenções, e nem tudo gira em torno do seu limitado "eu", porque ele vive no centro do seu ser, descansando em si mesmo, no seu próprio centro, é o motivo da sua vida e pode encarar os outros com todo o respeito, tal como são.

O que é preciso fazer

É preciso abandonar todos os esquemas, deixar de viver de acordo com uma imagem ideal, aceitando-se tal como é e com alegria, sem pressões, permitindo-nos deixar fluir a vida com liberdade. A solução, pois, é a autenticidade, nada de imagens ideais. Reconheça a sua singularidade. Nunca existiu uma pessoa como você e nunca haverá outra. Você é realmente singular e insubstituível.

ORDEM EXAGERADA (compulsão à)

Quem mantém uma ordem exagerada em sua casa, o faz principalmente por falta de segurança. Sabe subconscientemente que o seu equilíbrio interior é frágil e que basta alguma desordem para confundi-lo por completo. Também a pessoa que pretende demonstrar aos outros quão honrada e honesta é tentará provar isso através da ordem e da limpeza.

O amor exagerado à ordem traduz o desejo de reconhecimento pelo mérito ou pelo saber inconsciente de que o mundo interior não é tão ordenado como parece.

OTITE

As otalgias, como todas as inflamações agudas, indicam um conflito interior não identificado. Ouvir algo causa dor. Ou preferiríamos ouvir algo diferente. As otalgias têm a ver com a obediência; não escutamos a voz da nossa consciência, mas a opinião dos outros. Tem otite quem escuta demasiado os desejos e expectativas alheias e faz o que os outros querem, vivendo segundo as ideias destes em vez de realizar-se a si próprio. Mas quem não se escuta a si mesmo não deve estranhar se um dia já não ouvir mais.

As otalgias fazem recordar que devemos escutar mais a nossa própria voz interior, atender a voz interior, o tom original da criação em nós. Isso porque se o nosso comportamento não corresponde a ela, cria-se uma dissonância que se manifesta como desarmonia na vida. Se escutamos a nossa voz interior e a seguimos, estamos em harmonia e já não precisamos das otalgias como um alarme para observar comportamentos mais sãos.

PARALISIA (em geral)

Uma paralisia assinala um medo profundamente arraigado, produzido, muitas vezes, por uma forte impressão ou um choque que não foi superado. Pode ser o medo da responsabilidade, mesmo que seja apenas a de cuidar de si mesmo. Numa primeira fase, este medo causa uma inflexibilidade psíquico-mental e, se não for resolvido nesse nível, pode causar a paralisia. Deve-se levar novamente em conta a mensagem do corpo. Conforme a parte do corpo que está paralisada, pode-se saber algo sobre o problema existente. Assim, o doente deveria enfrentar o seu medo, explorá-lo e resolvê-lo, porque a vida quer que sejamos flexíveis mental, psíquica e fisicamente.

Uma paralisia indica também que não estou aceitando a minha maneira de ser, que não me concedo liberdade de movimentos. Para determinar a causa, temos de insistir na localização do mal no seu duplo significado psíquico e somático para decifrar a mensagem na linguagem corporal.

Uma paralisia facial, por exemplo, demonstra que não enfrento uma parte da minha vida. Se uma perna está paralisada, é um sinal de que não estou dando os passos necessários. Se uma metade inteira do meu corpo está para-lisada, metade do meu ser imobilizou-se (se é o lado direito, trata-se da atividade exterior; se é o lado esquerdo, trata-se do meu interior). Estou bloqueando os meus sentimentos.

Em todo o caso, uma paralisia é um convite a aceitar o meu ser em todos os seus aspectos. Isto me exige força, firmeza e a coragem de aceitar-me, de afirmar-me mesmo que aos meus olhos ou aos olhos dos outros pudesse parecer imperfeito ou errado. Sejamos o que for: se é parte da nossa própria realidade, deveríamos vivê-lo, porque se o mais íntimo não pode manifestar-se, gera-se uma pressão interior que nos obrigará, de qualquer modo e em última análise, a deixar que a nossa própria realidade se exprima.

Se a árvore considerasse mau dar fruto e não o fizesse, entraria primeiro em desarmonia com o seu ser e acabaria por morrer de tanta energia retida. Mas se dá fruto, este amadurece e cai, porque a vida pode fluir livremente. Assim, uma paralisia chama a atenção para um bloqueio; eliminando-o, a vida poderá voltar a desenvolver-se livremente.

PARKINSON (mal de)

Se observarmos um doente afetado pelo mal de Parkinson teremos a impressão de que é sacudido por duas forças contrárias.

De fato, a doença surge se uma pessoa é empurrada por duas diferentes impressões ou interesses. Por um lado, o doente quer empreender algo de muito concreto; por outro, não pode fazê-lo porque influências externas ou uma contrapressão interna o impedem. Este conflito entre diferentes forças que se manifestam no exterior "paralisa" o doente, que mesmo que queira mudar algo numa situação ou fato não é capaz de fazê-lo; está impossibilitado.

Numa situação conflituosa, o doente de Parkinson não é capaz de impor a sua intenção contra possíveis resistências ou de retirar-se, aceitando os fatos e entendendo-se com eles.

O que é preciso fazer

No caso de sermos afetados por esta doença, devemos controlar a nossa capacidade de ação numa situação conflituosa e extrair as consequências para superar, na medida do possível, o problema no nosso interior.

PARODONTIA

Os nossos dentes têm a função de despedaçar tanto alimentos materiais como alimentos mentais e numa primeira análise enfrentar essas impressões ou problemas físicos ou psíquicos. As gengivas servem para segurar as ferramentas a fim de poderem cumprir a sua função. As raízes dos dentes, protegidas pelas gengivas, são muito sensíveis às influências externas.

Se as nossas gengivas estão doentes, falta-nos firmeza interior e os dentes, as nossas ferramentas, perdem firmeza e já não ficam seguros com tanta força. Em sentido figurado, já perdemos a nossa capacidade de domínio, isto é, a possibilidade de ter sob controle os problemas que se nos apresentam, ou, num sentido mais geral, a própria vida. Se as gengivas sofrem uma retração, as delicadas raízes dos dentes ficam nuas e reagimos de uma maneira "sensível" em cada confronto com novos alimentos, com novas impressões.

A parodontia mostra, portanto, uma falta de firmeza interior e a incapacidade de se impor. A retração das gengivas significa que incidimos de forma crônica nesse problema como se fôssemos constantes roedores. Uma gengivite aguda indica que, momentaneamente, estamos numa situação que não sabemos muito bem como gerir.

PARTO (prematuro)

Um parto prematuro indica uma rejeição interna do filho, muitas vezes inconsciente. A mãe toma consciência precocemente das mudanças que a chegada do filho irá provocar na sua vida. Por isso tenta, de uma maneira inconsciente, "desfazer-se" o mais cedo possível do filho enquanto causador de tal "comoção". Na consciência, esse fato depara-se com uma enérgica contradição, pois o parto prematuro é, ao mesmo tempo, uma tentativa de se libertar da responsabilidade, sem provocar no exterior um conflito ou confrontos com as outras pessoas afetadas.

A situação é parecida em casos de pseudogravidez. Por um lado, existe o desejo de um filho e a possibilidade de dar-lhe o seu amor e, por outro lado, encontramos a rejeição do parceiro, que muitas vezes também é a rejeição da sexualidade. Desta forma, a gravidez e o parto são idealizados sem que se reconheça e aceite a sua relação com o parceiro e a sexualidade.

Muitas mulheres afetadas negam-se a enfrentar o seu parceiro, procurando, de maneira simbólica, através de uma pseudogravidez, um ser sobre o qual possam exercer o seu poder.

PARTO (tardio)

O parto tardio é, em nível exterior como também mentalmente, o contrário do parto prematuro. A mãe gostaria de possuir o filho e mantê-lo sob o seu domínio o máximo de tempo possível. O corpo expressa essa posição, mas também mostra claramente que a separação de mãe e filho deve realizar-se em algum momento, porque corresponde ao fluxo da vida.

As mulheres que passam por um parto tardio devem aprender que o recém-nascido é um ser independente. Devem reduzir a tempo a sua identificação com o papel de mãe antes que o conflito volte a produzir-se quando o filho for adulto e abandonar a casa paterna.

PRESBITISMO (vista cansada)

O presbita vê melhor os objetos afastados do que os próximos, mas tem dificuldade em distingui-los de forma nítida. Isto pode ser atribuído a duas causas:

1. Um encurtamento do globo ocular.

2. Um endurecimento do cristalino.

No segundo caso, fala-se do presbitismo causado pela idade, pois entre os 40 e os 50 anos, o cristalino da maioria das pessoas endurece e perde a capacidade de se adaptar às distâncias curtas. Quem foi um pouco míope na sua juventude pode sentir assim uma compensação e ler as letras pequenas ainda aos oitenta anos.

No caso do presbitismo geral, podemos partir da suposição de que o corpo se mantém num estado de ira contida que impede ou bloqueia, ao mesmo tempo, a fase expiratória. Existe, portanto, uma forte posição extrovertida, mas que não chega a expressar-se por razões de educação, influências do meio e de classe social e fica, de certa forma, estancada na musculatura.

O presbitismo indica-nos que, pela experiência vital e a correspondente sabedoria, a pessoa afetada utilizou a necessária perspicácia apenas no plano físico, como *presbitismo*, mas sem desenvolver a correspondente *perspicácia*. Esta *rigidez* na posição mental e psíquica manifesta-se como *presbitismo senil* e indica, ao mesmo tempo, o que falta na realidade. Tudo o que é importante na vida deveria ser encontrado no centro da consciência. O homem deveria manter a sua flexibilidade física e visual, evitando posições e costumes rígidos e imóveis, que recaem na saúde dos seus olhos.

PROBLEMAS AUDITIVOS

Quem sofre de problemas auditivos não pode nem quer ouvir determinadas coisas, ou "parece-lhe que não ouve bem".

Pela sua implicação mental, os problemas auditivos são similares às doenças oculares. Tal como o míope só vê o que é volumoso e claro, as pessoas com problemas auditivos só ouvem os ruídos fortes e especialmente estranhos. Perdem-se os finos matizes. Portanto, os problemas auditivos podem indicar uma maneira de pensar excessivamente indiferenciada e permitir a catalogação mental. Nestes casos, o doente deve aprender a receber e a distinguir também os finos matizes da vida (ver *Hemeropatia*).

Por outro lado, perante a dificuldade em ouvir impõe-se a comparação com uma criança que "não quer ouvir". Quem se nega a resolver ou empreender uma determinada tarefa que lhe é exigida, quem não quer ouvir a voz do destino, cuidará, no plano físico e inconscientemente, de assegurar a surdez. A doença ou um acidente garantem que venha a acontecer aquilo que o doente deseja secretamente. Ao mesmo tempo, os problemas expressam as suas dificuldades no plano físico.

PRÓSTATA **(afecções da)**

As afecções da próstata constituem uma das doenças mais frequentes dos homens. É comum a inflamação da próstata. Os primeiros sintomas dessa doença, provocada na maioria dos casos por bactérias ou vírus, manifestam-se pelo aumento de temperatura e incômodos na zona inferior do períneo; depois de esvaziar a bexiga, tem-se maior necessidade de urinar, sobretudo de noite e, às vezes, fluxo purulento. A próstata aumentou e é sensível à dor, particularmente à pressão.

Com igual frequência produz-se a prostatopatia, muito similar à prostatite. Tem sempre causas psíquicas e muitas vezes é a consequência de estresse não superado no âmbito profissional ou familiar. Produz-se com frequência em homens jovens cujo comportamento sexual se encontra ainda em estado de desenvolvimento, ou em homens adultos depois da perda da parceira. Trata-se aqui, portanto, da consequência de uma situação conflituosa psíquica não superada.

Um terceiro tipo de afecções da próstata é a prostatite congestiva. Esta é provocada por longas viagens de automóvel ou de moto, equitação ou esfriamento crônico. Os seus sintomas caracterizam-se por dores intestinais e na bexiga, por ejaculação precoce e certa impotência.

Em muitos homens, a partir dos 40 anos, começa a existir um aumento da próstata, a formação de um tumor benigno pelo qual a uretra se contrai e o esvaziamento da bexiga fica impedido. Os primeiros sintomas são o incômodo ao urinar, um jorro de urina sem pressão e um posterior gotejamento da uretra, assim como frequente vontade noturna de urinar, às vezes de hora em hora. Se não se procurar remediar a situação, a quantidade de urina que permanece na bexiga pode estagnar, provocando assim uma perigosa intoxicação.

Portanto, as afecções da próstata são sinais de uma pressão interior, relacionada também com os rins (relação de casal) ou partindo deles. Muitas vezes só se produzem na velhice quando, subjetivamente, se afirma que já não se "funciona como homem". O homem já não pode fazer o que quer e isso não ocorre só no âmbito sexual.

Contudo, seria fácil modificar as próprias ideias e querer o que se pode. As ideias não fazem mais do que nos afastar do nosso próprio eu. Deveríamos deixar de interpretar o papel do "homem", eliminar o receio de já não sermos tão desejáveis como antes e expressar o que somos. Não se trata de cumprir com expectativas alheias, nem com as próprias, mas de querermos ser tal como somos. Temos a possibilidade de decidir por nós mesmos e de sermos livres para aceitar ou não exigências alheias (nem da parte da parceira, nem dos filhos, nem da sociedade); de nos tomarmos como norma e de seguirmos o nosso próprio caminho. Se o conseguirmos, resolve-se a pressão interior sob a qual nos encontramos e com ela desaparece também a sua expressão, as afecções da próstata.

PRURIDO

O prurido indica que há algo dentro de nós que quer ser descoberto e libertado, aprofundando, "coçando" a "compreensão do assunto". Quando o nosso interior está agitado e nos sentimos afetados, desejamos nos expandir. A nossa couraça protetora dissolve-se. O prurido convida-nos a deixar sair para a luz do dia algo suprimido, não desejado. Impulsiona a atividade, adverte para que se percebam e admitam sentimentos e opiniões ocultos.

Quando nos sentimos afetados, muitas vezes sem poder agir, mesmo sem mostrar interesse em solucionar a causa, o corpo manifesta-se e provoca uma reação.

Por outro lado, o "coçar" também é parente do "acariciar". O prurido pode ser uma mensagem do corpo para que nos ocupemos do seu sentido. Se considerarmos que somos tratados com falta de consideração e nos faltar confiança e intimidade, o corpo obriga-nos, dessa forma, a ocupar-nos dele.

PSORÍASE

A psoríase caracteriza-se pela formação de escamas esbranquiçadas na pele, onde produzem um grande adensamento.

Esta alteração da pele significa também que a pessoa gostaria de proteger-se contra os ataques do exterior: não ser ferida.

O que procura na realidade é proximidade, amor e afeto. Mas por medo de ser ferida e de uma possível decepção, prefere isolar-se do exterior, já não deixa entrar nada, nem mesmo o afeto desejado ardentemente. Assim, essa pessoa fica psiquicamente só, devido à doença que ela própria escolheu. No entanto, rapidamente aparecem pontos abertos e vulneráveis nas zonas afetadas: o corpo obriga a pessoa a voltar a ser "vulnerável", a "voltar a abrir-se para a vida". A formação de uma couraça e a maior suscetibilidade perante os "ataques" do exterior andam lado a lado, muito diretamente relacionadas.

O que é preciso fazer

O afetado por psoríase deve aprender a sair da sua "concha", a mostrar-se, a estar aberto às tentativas de aproximação por parte dos outros, mesmo sob o risco de se confrontar, de vez em quando, com pessoas pouco agradáveis. Deve reconhecer que a vida é um processo contínuo em que não pode existir nenhuma garantia absoluta de segurança no que diz respeito à confiabilidade e à honestidade, nem sequer quanto à duração das relações sentimentais.

REUMATISMO

O reumatismo é um conceito coletivo para todo um grupo de sintomas de alterações dolorosas do tecido das articulações e da musculatura. É a doença popular mais frequente. Esta doença está ligada sempre a inflamações, independentemente de se produzir de maneira aguda ou crônica. A mobilidade é limitada pela dor, que pode produzir até invalidez.

Algumas investigações demonstraram que os doentes de reumatismo tentam, já desde a infância, desviar os seus impulsos agressivos através de uma maior tensão na musculatura do esqueleto. Isto os leva a praticar muita atividade física e desporto, dando clara preferência aos esportes agressivos. Os reumáticos dominam as suas emoções de uma maneira quase obsessiva e, consequentemente, não podem viver as suas tristezas, decepções e frustrações de uma maneira normal. Assim, surge o endurecimento e a rigidez, primeiro no plano mental e psíquico, pois os sentimentos agressivos ficam quase "cimentados" na própria pessoa. Com isso, os reumáticos são excessivamente escrupulosos e modestos, mas pouco adaptáveis. Ira reprimida, irritação e amargura, assim como a condenação de atos próprios ou alheios bloqueiam o fluxo da força vital e levam a um progressivo endurecimento e rigidez física. Os reumáticos gostam de criticar e muitas vezes são implacáveis.

A ira, o enfado, a amargura e o rancor provocam processos inflamatórios nos locais onde foram reprimidos. Essas energias não canalizadas causam, no plano físico, depósitos de produtos metabólicos que resultam da falta de eliminação. Estes, chamados toxinas, simbolizam os problemas que se depositam sem serem assimilados. Desta forma, o corpo converte-se, cada vez mais, em vazadouro para as tarefas vitais sem solução. Tal como o corpo pode ser obrigado através do jejum a concentrar-se no tratamento desses depósitos, a pessoa pode tomar consciência, igualmente no âmbito psíquico, de emoções suprimidas até agora, assimilá-las e, dessa forma, neutralizá-las.

No entanto, na maioria dos casos, o reumático tem demasiado medo de questionar honestamente a imagem que criou de si mesmo, a sua modéstia, o seu escrúpulo, caridade, docilidade e moral, enfrentando assim a sua sombra, a sua pequenez, despotismo e agressão, nos quais se cristalizou a sua imobilidade mental e psíquica. O reumatismo é também a expressão de um desejo exagerado de controlar, saber e de predominar em tudo. A doença é uma pretensão não realizada de superioridade.

Se o doente o admitisse, não precisaria suprimir essas tentativas. Mas como não corresponde de nenhuma forma aos seus conceitos morais, não só se reprime como desenvolve, além disso, sentimentos de culpa que tenta compensar pelas boas obras e pelo seu próprio sacrifício. Muitas vezes se produz um novo ataque se não encontra nenhuma possibilidade para fazê-lo. Visto suprimir cada vez mais os seus verdadeiros sentimentos e persistir numa posição exterior de acordo com a sua moral e as suas altas exigências pessoais como reflexo dessa posição, o corpo torna-se cada vez mais inflexível.

O que é preciso fazer

- Em que sentido estou me obstinando numa imagem de mim mesmo, atrás da qual me escondo?
- O que é que me causa fortes sentimentos de agressividade e de decepção?
- Por que não demonstro nem exprimo abertamente esses sentimentos?
- Que sentimentos não me atrevo a aceitar perante mim mesmo?

- O que é que não posso perdoar e esquecer?
- Porque não posso aceitar a mim mesmo e aos outros tal como sou/são?
- Como posso desenvolver e expressar calor e verdadeira cordialidade perante mim mesmo e os outros?

ROUQUIDÃO

A rouquidão, tanto a aguda como a crônica, fazem emudecer a pessoa. Por um lado, isto pode significar que o doente está se sentindo impotente, que pensa "já não ter nada a dizer"; por outro, a rouquidão também pode significar um convite para resolver os conflitos com pouco ruído, através da mudança interior, da compreensão íntima. Por último, a rouquidão pode ser causada pelo receio de enfrentar assuntos conflituosos e pelo sentimento de não poder resolvê-los.

TRANSTORNOS DIGESTIVOS

A digestão no plano corporal está estreitamente relacionada com a assimilação de estímulos exteriores no plano mental. A digestão, no sentido físico como também no mental, significa que classificamos e utilizamos corretamente o que foi ingerido, quer sejam alimentos ou sensações, ao mesmo tempo que temos de nos desfazer do inutilizável ou que está a mais.

As pessoas com características mais intelectuais gostam dos alimentos salgados e consistentes, porque desejam ser estimuladas. Quem procura novas impressões estimulantes gosta da comida picante, embora o novo seja talvez difícil de digerir, isto é, difícil de aproveitar e de classificar.

As pessoas que fogem dos problemas e preferem evitar todos os conflitos ingerem dietas que não as confrontam com nenhum tipo de estímulos ou exigências. O medo das espinhas de peixe indica o medo inconsciente das agressões. O medo das sementes, em contrapartida, mostra o receio dos problemas.

Os transtornos digestivos podem interpretar-se de uma maneira similar: a *diarreia* surge se ingerimos alguma coisa indigesta de que queremos nos desfazer o mais rapidamente possível.

As *úlceras de estômago* são um sinal de que a pessoa não pode superar determinados problemas que a vida lhe impõe. No plano fisiológico, tanto como no psicológico, torna-se *azeda* e tenta, com todas as suas forças, eliminar esses problemas (alimentos), embora ela própria sofra pela sua agressão (ácido).

Um doente com úlceras de estômago deve tomar consciência da sua agressividade e vivê-la para poder dominá-la melhor. Deve perceber que não deve procurar a solução dos seus problemas em mais esforços excessivos na mesma direção, devendo sim tomar outras resoluções.

A *obstipação*, em contrapartida, afeta uma pessoa que não sabe fazer diminuir a sua tensão, que acumula as impressões psíquicas no seu interior sem assimilá-las nem abandoná-las. Na linguagem do corpo, o cólon simboliza o inconsciente. Portanto, o conteúdo do intestino é um símbolo para as impressões inconscientes. Quem sofre de obstipação tem dificuldades para desprender-se das coisas, abandoná-las, deixá-las para trás. Pode tratar-se tanto de coisas materiais como também de emoções que o doente não quer deixar sair à luz do dia. Determinados fatos são suprimidos do pensamento, ele escapa de certo modo de si mesmo, mas existe alguma coisa que não quer abandonar. Vive com o medo constante da perda e o intestino reflete essa *reserva* no plano físico. O obstipado tem medo de *ficar sem recursos*, pensa ter de racionar-se. Por isso, monopoliza também os seus sentimentos.

TRANSTORNOS MENSTRUAIS

O período menstrual exige da mulher uma certa entrega aos ciclos naturais, porque durante esses dias a vida não pode continuar como de costume. Reina um clima emocional diferente e também os assuntos físicos exigem atenção e consideração. Além disso, o período é, simbolicamente, algo profundamente feminino que atrai a atenção e remete a conceitos como sexualidade, entrega, papel feminino e maternidade.

Se uma mulher está descontente com o seu papel, se tem problemas na vida sexual, se não está de acordo com o papel da mulher que é na vida pessoal e social que vive todos os dias, irá se queixar de transtornos menstruais. A mulher que não quer abandonar a sua própria vontade, que não quer se submeter a esse processo periódico do feminino, perturba com isso a ordem natural, o período, as regras.

Numa terapia, deve-se incluir também a presença do parceiro, pois este tem uma influência considerável na atitude da mulher. Pode ser benéfico criando a auto-estima, ou pode prejudicá-la, pelo que a sua consideração é imprescindível.

Transtornos menstruais ver também *Dores menstruais*.

TROMBOSE

Denomina-se trombose a obstrução de uma veia provocada por um coágulo ou trombo. O sangue é o símbolo original da alma. Normalmente, o nosso sangue, isto é, a nossa energia psíquica, encontra-se num fluxo contínuo, numa transformação permanente. Mas se o nosso critério e as nossas opiniões se detiveram rigidamente num ponto fixo, se a nossa visão ou as nossas ideias estagnaram, perturbam o "fluxo" dos acontecimentos. Se nos opomos a uma mudança necessária na nossa vida psíquica, pode-se produzir o equivalente a um coágulo de sangue.

Nesta afecção, o "problema" físico é localizável com toda a precisão. Também se deveria poder esclarecer muito rapidamente, mantendo uma conversa específica com o doente, para saber em que ponto ele está fechando a sua personalidade a um desenvolvimento necessário. Isto é muito importante, pois uma trombose pode pôr em perigo a vida se o coágulo de sangue se liberta e chega ao cérebro ou ao coração.

UNHAS (roer as)

Em geral, são as crianças que roem as unhas; mas os adultos também o fazem. Roer é uma expressão exterior de tensões interiores e de agressividade contra o mundo exterior. Os impulsos agressivos (enfado, raiva, ira) por causa de um verdadeiro ou imaginário tratamento injusto por pessoas de autoridade (pai, mãe, professor, chefe ou irmãos mais velhos) devem ser superados. Gostaríamos de devolver a agressão, mas não nos atrevemos.

Portanto, e como consequência do conflito interpessoal que não foi resolvido, a energia acumulada dirige-se agressivamente para um objeto de substituição, neste caso as próprias unhas. Não podemos mostrar as nossas "garras"; assim neutralizamos, simbolicamente, as nossas armas, porque não nos sentimos em condições de nos defendermos, de expressar o nosso desgosto e de impor as nossas necessidades. Na realidade, falta autoconfiança. Precisaríamos de mais espaço para desenvolver as nossas forças sem sentimentos de culpa ou receio pelo castigo. A segurança e a autoconfiança deveriam ser reforçadas.

Se somos capazes de nos expressar de forma adequada, a necessidade de roer as unhas desaparece por si mesma.

VARIZES

As varizes são originadas por uma posição interior crispada, pela obstinação num determinado ponto de vista e pela falta de flexibilidade e de energia. Falta a paz interior, porque uma tarefa não é aceita, ou porque se rejeita uma situação da vida. Produz-se assim uma atonia nas veias, com sofrimento circulatório. As varizes querem tornar consciente esta posição errada. Talvez o afetado esteja exposto a um excesso de atividade e não goste da sua própria vida, ou suporte com dificuldade as decepções recebidas, o que lhe provoca um peso e um negativismo interior.

O que é preciso fazer

Não se deveria continuar a rejeitar a situação, mas aceitá-la tal como é e abordá-la da maneira adequada. Deve-se também aceitar as suas reações de maneira a procurar serenidade e encontrar com toda a tranquilidade uma solução. Na maioria dos casos, só precisamos modificar a nossa posição interior perante a vida para que tudo comece a mudar. Se mudarmos nós mesmos, também o corpo poderá voltar a adaptar-se. Com a crescente energia e elasticidade desaparecem também as varizes.

VERTIGENS

As pessoas que têm a impressão de que são indiferentes aos outros, de que não encontram no meio que os rodeia a menor ressonância, os que não recebem a atenção suficiente, perdem o seu equilíbrio interior e se asseguram, através da vertigem, de que tudo volte a "girar em torno de si".

A vertigem indica que perdemos os pontos fixos de referência exterior que nos dão segurança. Se temos vertigens, precisamos de alguém que nos ajude e nos leve pela mão, que se ocupe de nós e nos dê segurança.

Os que sofrem frequentemente de vertigens devem prender a estar firmes sobre os seus próprios pés, a depender menos dos outros, a cultivar mais a sua segurança e a sua autoconfiança.

ZOSTER

A zoster caracteriza-se pelo aparecimento de pequenas pústulas dolorosas, geralmente em metade do corpo e à volta da região inferior do peito. A causa física é uma inflamação do nervo raquidiano que inerva essa zona.

Esta doença repercute na pele, o nosso órgão de contato. Falando com precisão, a perturbação parte do cordão nervoso indicado. Também por isso, pode se admitir a suposição de que a doença está ligada a uma perturbação das nossas sensações e da nossa percepção, pois os nervos têm a função de transmitir informações do exterior para o nosso cérebro.

Quem é afetado por zoster tem dificuldades de relação e as exprime com a sua doença cutânea: "Preocupem-se comigo, preciso ser acarinhado e receber cuidados, procuro contato com os outros!" Por outro lado, chegam do exterior impulsos contraditórios de informação que impedem o contato, porque o doente não percebe as tentativas de aproximação do meio que o rodeia, ou percebe-as de uma maneira distorcida. Produz-se assim a mencionada inflamação de nervos, que indica a transmissão incorreta dos impulsos recolhidos.

O doente precisa do contato e o procura, mas, ao mesmo tempo, rejeita as ofertas feitas de boa-fé, seja por medo ou por desconfiança. Tornou-se parcialmente incapaz de se relacionar e deve aprender a aproximar-se de novo dos outros ou permitir o contato.

No caso de uma afecção grave, as consequências podem ser surdez ou cegueira unilateral. Isto indica que o doente já não pode perceber a realidade e as muitas possibilidades à sua disposição e que prefere viver numa pseudopercepção. Justamente então, o doente deve aprender a romper o seu círculo vicioso mental e emocional.

OS ÓRGÃOS E PARTES DO CORPO MAIS IMPORTANTES E SUAS CORRESPONDÊNCIAS MENTAIS

As articulações

Podem inflamar-se, ficar rígidas, deslocar-se (união entre duas partes). As rupturas de ligamentos podem acrescentar-se como agravante. Pergunta: "Estamos atropelando alguém? Há algo que deve ser rearranjado? Onde é que a situação está perturbada?"

A bexiga

Função de excreção. Em caso de problemas com a bexiga, se não abandonarmos o passado, ficaremos *pressionados*.

Os brônquios

Filtram o ar (impressões psíquicas) e levam-no aos pulmões para ser tratado. Podem inflamar-se (aperto) ou crispar-se em espasmos (erro). Representam os problemas em casos de cuidados excessivos ou os pensamentos quando há falta de cuidado.

A cabeça

A cabeça é a parte principal do ser humano, significa a totalidade da pessoa. Por isso, quase todos os transtornos repercutem nela. Isto dificulta a correta interpretação e compreensão dos sinais. As causas das dores de cabeça são, quase sempre, tensões, conflitos mentais e pressão exterior ou interior.

O cabelo

Liberdade, poder (um forte crescimento do cabelo demonstra uma grande força dos nervos).

O cólon (intestino grosso)

Aqui, retira-se o líquido ao resto dos alimentos que não se pode digerir. O cólon está relacionado com o subconsciente. Representa o medo de deixar à luz do dia certos conteúdos inconscientes. Em caso de obstipação: acumulação de impressões psíquicas e incapacidade de manter distância; não se sabe dar, confiar nem manifestar sentimentos.

A coluna vertebral

É o símbolo da firmeza interior, mas também da flexibilidade mental. Também é um símbolo da nossa relação com Deus. A agressividade eliminada, as reações de fuga ou evasão, assim como outras tensões, projetam-se na coluna vertebral. Qualquer atitude psíquico-mental errada manifesta-se de imediato na nossa posição física através da coluna vertebral, onde tudo se torna visível, o que constitui um apelo a modificar a nossa posição.

O coração

O homem tem dois centros: o cérebro e o coração, isto é, razão e sentimentos. O que altera o ritmo do coração é sempre uma emoção; dá saltos de alegria ou pára devido a um susto. Os doentes do coração são pessoas que não escutam os seus sentimentos, mas apenas o seu intelecto. Por isso, parecem pouco cordiais. A *angina de peito* significa aperto do coração = mesquinhez, supervalorização do ego. A autenticidade da pessoa deixa a desejar. Obriga-nos a voltar a escutar o coração.

Os dentes

São símbolo de atacar e morder, mas também de energia e vitalidade, uma expressão da vontade de abrir passagem. Os dentes em mau estado indicam que não nos impomos o suficiente.

Os discos intervertebrais

(Parte móvel da coluna vertebral): função de correção. Os discos intervertebrais são responsáveis pela firmeza interior e pela nossa posição. A sobrecarga manifesta-se nos discos. Se exigimos demasiado de nós mesmos, somos obrigados a descansar. Devemos interrogar-nos: "Por que a pressão interior é tão grande?" Devemos trabalhar o nosso interior, fortalecer-nos e reduzir cargas exteriores exageradas.

O duodeno

Os problemas de duodeno apontam a incapacidade ou a impotência para enfrentar as circunstâncias da vida. Irritação reprimida, estresse, pressa – isto é, as consequências de um confronto insuficiente com as impressões – provocam transtornos duodenais. Em caso de repetição frequente podem surgir úlceras.

O estômago

Recebe as impressões materiais do mundo. Tem de assimilar a primeira impressão. O transtorno mais frequente é o ardor de estômago: a acidez em todas as suas formas. O doente do estômago quer evitar conflitos, prefere engolir mais rapidamente, depois se sente inchado, está cheio e tem de aliviar-se (arrotar). Então, a pressão interior diminui. O doente do estômago deve aprender a enfrentar os problemas e resolver os conflitos através de um tratamento consciente que inclui também emendar a sua incapacidade ou falta de vontade de aceitar, assimilar e *digerir* a crítica.

O fígado

O fígado é o centro do metabolismo físico. Tem numerosas funções:

1. Produção de energia
2. Armazenamento de energia
3. Metabolismo de proteínas
4. Desintoxicação

O fígado fica doente pelos excessos: demasiada comida, bebida, sexo, expansão exagerada, problemas de avaliação e assimilação.

As gengivas

Gengivas em mau estado revelam falta de firmeza interior, de segurança em nós próprios e de confiança original. Se sonhamos com perda de dentes, significa uma falta de força vital.

O intestino delgado

Analisa e trata as impressões materiais (alimentação). O doente do intestino delgado analisa demasiado, dá excessiva importância aos pormenores, critica, é mesquinho. Aqui se manifestam temores existenciais. Em caso de diarreia: deve-se ser menos crítico e exigente.

Os joelhos

Relacionam-se com o orgulho e a humildade, no plano mental e psíquico. Em geral, causam dores aos inflexíveis, aos incapazes de ceder.

As mãos

Dar, pegar, trabalhar, fazer, colher... Pergunta: "Onde não estou a dar o suficiente? O que não quero ou não posso aceitar? Em que pontos deveria ceder? Porque não estou aproveitando a minha oportunidade? Que motivo me incapacita para entrar em ação?"

Os músculos

Mobilidade, flexibilidade, atividade.

O nariz

Poder, orgulho, sexualidade, amor-próprio.

Os nervos

O sistema nervoso vegetativo não está sujeito à vontade. Através do vago e do simpático cria a harmonia interior, ou tenta mantê-la. O sistema nervoso vegetativo é perturbado por conflitos inconscientes (que se devem evitar através da higiene mental). As perturbações funcionais dos órgãos são sempre perturbações vegetativas. O sistema nervoso central capacita-nos para compreender o mundo exterior através dos nossos sentidos e reagir com movimentos. As perturbações do sistema nervoso central indicam percepções e reações erradas.

Os olhos

São o nosso órgão mais importante. Transmitem 80% das sensações. São o espelho da nossa alma. Não só recolhem impressões do exterior, também projetam os nossos sentimentos sobre o exterior. Pelos olhos reconhecemos logo emoções como a ira, o medo, o enfado, a indiferença ou o amor.

Os ombros

Relacionam-se com a responsabilidade e as obrigações. Os ombros encurvados assinalam o peso excessivo de uma situação.

Os ossos

Firmeza (*duro como um osso*), cumprimento das normas.

Os ouvidos

Ouvir, perceber, escutar. Há uma relação entre os ouvidos e o entendimento. As crianças têm otite quando não querem ouvir ou obedecer. Os ouvidos são também órgãos de equilíbrio.

Os ovários/O útero

Servem para a reprodução. A condição para isso é a entrega ao parceiro para que os dois criem um novo ser. Os problemas neste âmbito demonstram que o contato físico entre o casal está perturbado.

O pâncreas

Na sua função exócrina, produz os sucos gástricos, as enzimas. Na parte endócrina, as células insulares produzem a insulina. As enzimas são catalizadores de outras substâncias, ou seja, a sua presença propicia o desenvolvimento e a transformação de outras substâncias. Em caso de perturbações do pâncreas faltam enzimas, isto é, desenvolvimento mental e psíquico. A consequência é a resignação: se a produção de insulina está perturbada, o açúcar (amor) não pode ser assimilado corretamente. Surgem o diabetes e perturbações na assimilação do amor.

O peito/Os seios

O peito é a expressão do feminino (fonte de alimentação psíquica). Querer amamentar durante demasiado tempo ou só poder dar muito pouco: a relação mental-psíquica está perturbada.

A pele

A pele é o maior órgão do ser humano. As alterações cutâneas são mensagens de perturbação no plano de contato. A pele serve, igualmente, como campo de projeção dos rins: sentir-se impuro, estar inseguro, não poder manifestar-se. Alergia, acne e afecções similares derivam sempre de problemas emocionais ou de hipersensibilidade.

O pênis

Poder.

Os pés

Precisamos dos pés para andar, estar de pé e para manter o equilíbrio. Significado mental e psíquico em caso de problemas: caminha-se numa direção errada. Deveríamos analisar o nosso ponto de vista e modificá-lo, se necessário. Não temos estabilidade suficiente, não podemos dar os passos necessários.

O pescoço

O pescoço suporta a cabeça. Em caso de problemas na garganta, estamos nos defendendo contra impressões que não queremos aceitar. Se as cordas vocais estão afetadas (rouquidão), o problema tem a ver com a força vital e a sexualidade. *Anginas e disfagia*: "Não posso ou não quero engolir alguma coisa".

Os quadris

Os quadris simbolizam o progresso. Em caso de afecções dos quadris, o progresso, o avanço fica entorpecido, ou a pessoa não sabe adaptar-se.

Os rins

Os rins purificam o sangue. As doenças renais indicam problemas interpessoais, problemas de casal, conflitos emocionais ou um choque de ideais. Deve-se clarificar formas impuras de pensamentos, pôr fim a comportamentos errados, resolver temores e aceitar fatos. Quem enganar os outros terá problemas com os rins. As doenças renais são, aproximadamente, quatro vezes mais frequentes nos homens do que nas mulheres.

Rim flutuante: posição indecisa, questões do casal.

Rim atrofiado: expressão da incapacidade de resolver problemas do casal.

O rosto (cara)

Podemos *dizer ou atirar à cara* de alguém determinadas queixas. Em todas as afecções no rosto devemos descobrir o que não aceitamos, ou que confrontos ou dificuldades queremos evitar. A doença obriga-nos a observar alguma coisa, a enfrentar um problema.

O sangue

O sangue é a sede da força vital e da vida.

O tecido conjuntivo

Se estiver enfraquecido, falta energia, temos tendência para ceder, para equilibrar.

A tireóide

Regula a disposição de alarme e de luta. Surgem anomalias se os temores só se manifestam através de maiores esforços e maior responsabilidade – em caso de medo ou incapacidade de defender-se ou confiar e de medo de mentirem para nós.

A vagina

Capacidade de entrega, é preciso abrir-se e mostrar disposição e capacidade de confiar.

As varizes

Indicam falta de elasticidade dos vasos sanguíneos. Vaso sanguíneo: limite do Ego estabelecido pelo vaso. Problemas nesse âmbito: posição interior/obstinação num ponto de vista, falta de paz interior em relação a uma tarefa ou a uma situação.

A vesícula biliar

É o órgão de agressão e produz em 24 horas, aproximadamente, um litro de bílis. Os cálculos biliares simbolizam agressões solidificadas, irritamo-nos facilmente, incomodamo-nos com problemas mínimos. Estar sempre irritado sem poder manifestar o aborrecimento provoca problemas biliares.

CONCLUSÕES

A REGRA BÁSICA PARA UMA VIDA SAUDÁVEL É CONHECIDA há milhares de anos: "Viver de forma natural". No entanto, a maioria das pessoas está doente, e não só fisicamente. Do ponto de vista mental e emocional são fracas e ainda não reconheceram e aceitaram a sua grandiosa herança espiritual, por isso neste sentido são pobres. Mesmo que conheçam as regras básicas da saúde, não as seguem. Assim, pode dizer-se que o homem não morre das suas doenças, mas devido ao seu caráter.

Se a pessoa assimila uma circunstância ou uma experiência desagradável, esta já não pode feri-la. Mas se se limita a suprimi-la, a energia negativa procura uma saída através do corpo: ficamos doentes. Portanto, cada doença é sempre a reação física a um problema sem resolução e cada problema é uma tarefa da vida, uma advertência para que procuremos maior entendimento e uma possibilidade para o nosso aperfeiçoamento. Vemos aqui, igualmente, a estreita relação entre a saúde e os sentimentos. Isso porque a força que, devido aos nossos pensamentos e atos errados, se manifesta como doença ou circunstância vital negativa é a mesma força que se manifesta, com pensamento e ações positivas, como saúde e felicidade. Consequentemente, a diferença não se encontra na força, mas na nossa maneira de lidar com ela.

O meu corpo é a expressão visível da minha consciência. No corpo não se cria qualquer problema; ele serve apenas como tela de projeção. O corpo em si não pode adoecer, porque não tem liberdade de decisão, não faz mais do que refletir o correspondente estado de consciência do seu proprietário. Cada sintoma é uma mensagem, uma informação, e obriga, em caso de necessidade, através da dor, a que se lhe dê a devida atenção. Naturalmente, não convém suprimir uma mensagem. Obedecendo-lhe, convertemo-la em desnecessária. Também obtemos um maior proveito de uma máquina se a manejarmos corretamente. Com isso, não se deveria confundir a causa e o desencadeador. Se no carro a luz indicadora do óleo acender, isso não significa que esteja defeituosa. Pelo contrário, quando acende cumpre a sua função e mostra que noutro lugar há alguma coisa que não está em ordem. Além disso, indica exatamente onde se deve procurar a falha. Quando a causa for eliminada, a luz apaga-se.

Portanto, no plano físico, também não deveríamos considerar o sintoma como a doença, porque é apenas a forma da mensagem, não o seu conteúdo. O sintoma é um sinal de que alguma coisa está a falhar. O tipo de sintoma ajuda-nos a determinar o que nos falta. Curar-se significa ficar cada vez mais perfeito na sua consciência.

Tal como o "não estar intacto" vem da consciência, também a cura só pode vir da consciência. A consciência não depende do corpo, nem sequer é um produto deste. O conteúdo da consciência é a informação que o corpo torna visível. O corpo não pode viver sem consciência, mas tampouco pode adoecer sem ela. Um exemplo: apesar de padecer de uma alergia aguda, o corpo não reage como alérgico se estiver sob anestesia. A consciência alérgica está adormecida.

Não são a chapa nem os estofos que fazem um automóvel. O homem utiliza estes materiais para realizar a sua ideia de um automóvel. Da mesma forma, não são as bactérias nem os vírus nem as radiações da terra que causam uma doença. Apenas os utilizamos para exprimir a nossa doença. Tal como as lâmpadas de aviso nos automóveis são sinais que nos indicam um defeito, o enfado, o ódio, a inveja e as agressões são os sinais que avisam sobre um defeito psíquico que tem de ser solucionado. Portanto, a doença não é apenas um processo de purificação físico, mas também mental e psíquico e, com isso, um passo ativo e positivo no caminho para a saúde e para a perfeição.

Se reconhecemos, por exemplo, as nossas agressões como causa das nossas doenças biliares, não só deveríamos interrogar-nos: "Como posso desfazer-me o mais rapidamente possível das minhas agressões?", como também deveríamos refletir sobre o que se segue: "Que qualidade minha estou rejeitando, e por que não a aceito? Por que a considero má, imperfeita ou de baixo nível?" Se conseguirmos aceitar amorosamente tudo em nós mesmos, também não iremos recusar nada aos outros, pois podemos aceitá-los tal como são. Reconhecemos e eliminamos a energia causadora das nossas agressões porque uma realidade não desaparece se desviarmos o olhar, mas se a tratarmos de maneira adequada.

A luta extensa contra as doenças e os sintomas é pouco adequada e possivelmente nefasta, porque uma doença pode converter-se em mestre e guia pessoal no caminho para a graça e a perfeição. Cada qual deveria recordar o antigo ditado "Mais vale prevenir do que remediar" e adaptar-se antes de a doença o obrigar a isso. Este comportamento não só deveria conservar-se até o sintoma ter desaparecido, para voltar depois a atuar da mesma maneira errada, como o comportamento são deveria conservar-se durante toda a vida, pois caso contrário a vida obriga-nos a repetir a lição que ainda não foi posta em prática. Já Hipócrates previu, há cerca de 2.500 anos, que as doenças podem surgir devido a um comportamento errado. Do mesmo modo, podem curar-se se se adotarem formas de vida corretas. Cada vida, cada pessoa tem a sua própria verdade que deve encontrar e realizar cabalmente.

Naturalmente, os tratamentos médicos externos não devem ser negados pelo fato de se criticar muitas das suas modalidades. A introspecção não os impede nem os substitui. No caso de uma perfuração do apêndice, de forma alguma se opta entre "questionar ou operar", pois ambas as ações são necessárias para termos ainda uma oportunidade de nos beneficiar do conhecimento, vivendo-o. Todavia, não deveríamos cometer o erro de pensar que, como fomos operados, já não precisamos nos ocupar do que está no mais fundo da mente. Porque, caso contrário, poderia acontecer que a vida repetisse a lição antes de termos revisto a nossa posição mental. Portanto, não se trata de fazer uma coisa ou outra, mas uma e outra.

A maior parte dos sintomas não ameaça a vida, pelo que podemos investigar e eliminar a causa da doença e, ao mesmo tempo, decidir que medidas externas poderiam ser benéficas. Num elevado número de casos, acontece que o próprio corpo ajuda no desaparecimento dos sintomas se eliminarmos a causa que os produziu.

Poderíamos interrogar-nos: "Como emprego agora todos estes novos conhecimentos para me curar? Que devo fazer?"

A resposta é sempre a mesma: observar e prestar atenção. Isso porque a realidade muda quando muda a nossa perspectiva e leva-nos ao entendimento. No entanto, identificar a realidade por trás das aparências torna-se muitas vezes demasiado simples para a nossa razão complicada. Mas só podemos mudar se nos conhecermos a nós mesmos, se virmos nitidamente quem realmente somos.

Devemos estar conscientes de que o eu que vive na ilusão da separação torna-nos doentes. Mas o próprio eu é íntegro. Assim, a verdadeira cura só pode chegar se destruirmos a ilusão da separação, terminando o cativeiro da dualidade e voltando à unidade do verdadeiro ser. Nesse caminho, qualquer sintoma é um amigo e mestre, quer ajudar a dar um passo para nos aproximar da meta: o eu.

A nossa vida é uma melodia única que interpretamos com o instrumento da criação. O nosso meio faz-nos pensar, muitas vezes, que não sabemos tocar e dá-nos conselhos sobre que melodia seria boa para nós. Mas, ao fim e ao cabo, trata-se da *sua* vida, pela qual *só você* é responsável. Não importa a canção que toca ou faz tocar, *será você a sofrer as consequências*! Comece a compor você mesmo a sua canção. Se alguma vez tocar uma nota errada, pense que ninguém da orquestra toca sem errar alguma vez. Temos oportunidade de aprender com as nossas falhas, de modo a que a melodia da vida venha a ter um som cada vez mais puro, mais perfeito. Uma melodia que lhe dê saúde, amor e harmonia, mas, sobretudo, alegria, que é o mais esplêndido "jogo da vida". A saúde é a expressão da perfeita ordem divina e significa a integridade no mais alto sentido da palavra. Se uma pessoa vive em perfeita harmonia com a natureza, os seus próximos e Deus, pode dizer de si mesma que está realmente sã.

EPÍLOGO

ATRAVÉS DESTE LIVRO, GOSTARIA DE FAMILIARIZÁ-LO COM OS conhecimentos que acumulei em 20 anos de prática da medicina naturista. É a minha verdade e gostaria de partilhá-la com você, mas você deveria verificar cuidadosamente se também é a sua verdade. Se escutar o seu interior e estiver claramente de acordo comigo, também é a sua verdade e não deveria ignorá-la. Na Bíblia, diz-se muito acertadamente: "Examinai tudo e guardai convosco o melhor." Eu segui este conselho e recomendo-o, porque a verdade tem muitas faces, mas a sua própria verdade, você encontrará somente em si mesmo.

Gostaria de agradecer-lhe por ter lido este livro, por estar disposto a enfrentar seriamente este importante tema, mostrando assim que se encontra à procura de si mesmo. Naturalmente, um tema tão amplo como a saúde do corpo e da mente não pode ser tratado de maneira exaustiva num livro, e visto que os conhecimentos crescem constantemente, um livro desta índole nunca termina. Talvez você tenha tido experiências que gostasse de partilhar comigo. Agradeço desde já as suas sugestões e observações (poderão ser dirigidas à MVG-Verlag 86895 Landsberg am Lech), porque continuo à procura da verdade e fico em dívida com cada um que me ajude nessa tarefa. Permita-me que procuremos e sigamos juntos por esse caminho, para virmos a ser, finalmente, nós mesmos.

ÍNDICE

Leia da Editora Ground

Anatomia da Cura

O significado da doença física, mental e espiritual

Christine R. Page

Honesto, corajoso e estimulante, este é um livro que nos lev a pensar melhorna cura em todos os níveis (do corpo, da mente e do espírito) assim como a compreender o significado profundo da doença e a oportunidade que ela nos traz par ao desenvolvimento da alma.

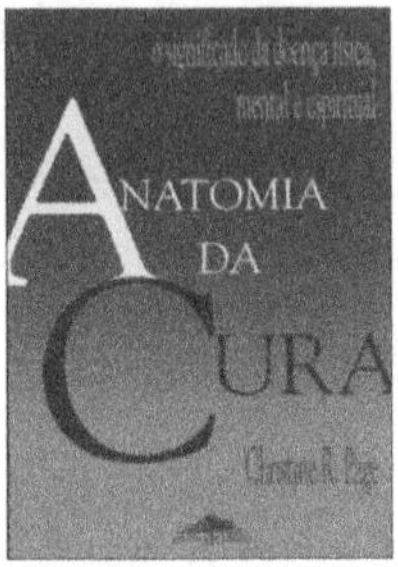

Os Dez Mandamentos do Sistema Imunológico

Elinor Levy e Tom Monte

Este livro mostra como cada um de nós cria as condições que o tornam forte ou fraco, permitindo ou não que a doença se instale. O programa nele oferecido ajuda a fortalecer substancialmente nosas defesas imunológicas, e pode mdar damaticamente a qualidade – e talvez a quantidade – de nossas vidas.

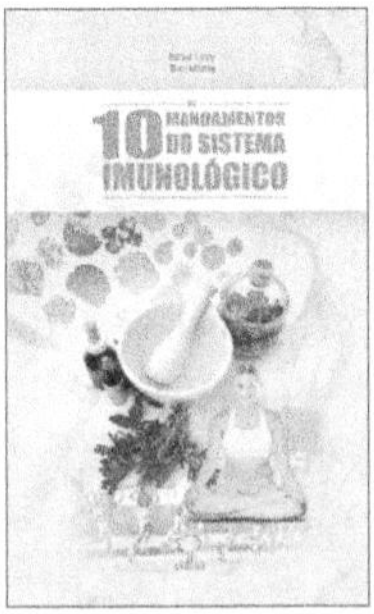

Ayurveda - A Ciência da Autocura

Um guia prático

Dr. Vasant Lad

Considerando um dos melhores livros publicados sobre Ayurveda no noso país, este livro explica claramente os princíios e aplicações práticas do mais antigo sistema de cura do mundo. Nele sdão abordados a história e filosofia da Ayurveda, píncipios básicos, técnicas de diagnóstico, primeiros socorros, tratamento, dieta e o uso medicinal das ervas e temperos na culinária.

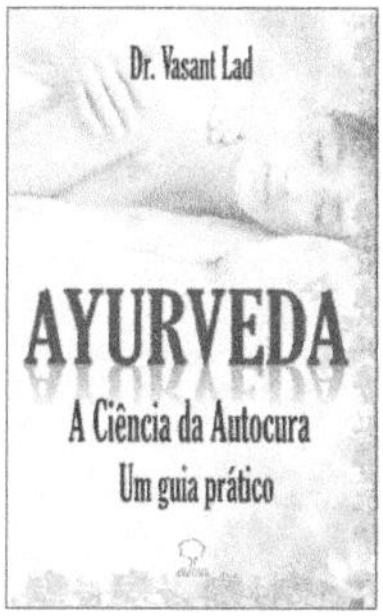

O Toque da Cura

Energizando o corpo, a mente e o espírito com a arte do Jin Shin Jyutsu

Alice Burmeister & Tom Monte

Jin Shin é uma antiga prática japonesa que equilibra a energia do corpo usando os dedos e as mãos pra eliminar o estresse, criar o equilíbrio emocional, aliviar a dor e abrandar doenças agudas ou crônicas. Este livro apresenta os trajetos onde a energia se concentra e os métodos para liberá-la, assim como os desequilíbrios que a bloqueiam e os passos simples para superá-los.

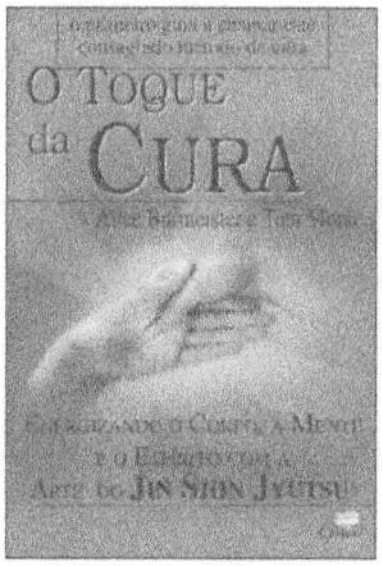